国家卫生健康委员会"十四五"规划教材

全国高等职业教育专科配套教材

供助产专业用

妇科护理学学习指导

主 编 李 琴 莫洁玲

副主编 刘 娟 张佳媛

编 者（以姓氏笔画为序）

王 琴（中南大学湘雅二医院）　　张佳媛（哈尔滨医科大学大庆校区）

王丙娟（南阳医学高等专科学校）　张莹莹（商丘医学高等专科学校）

王钰姗（南昌医学院）　　　　　　胡蘅芬（湖南环境生物职业技术学院）

田印华（乌兰察布医学高等专科学校）热西旦阿依·艾合买提

吕旻彦（广西医科大学）　　　　　（吐鲁番职业技术学院）

刘 娟（赣南卫生健康职业学院）　莫洁玲（广西医科大学）

刘 瑶（大连医科大学附属第一医院）郭倩文（重庆医科大学附属第二医院）

李 琴（大理农林职业技术学院）　韩 丽（黑龙江护理高等专科学校）

人民卫生出版社

·北 京·

图书在版编目（CIP）数据

妇科护理学学习指导 / 李琴，莫洁玲主编. -- 北京：
人民卫生出版社，2025. 6. -- ISBN 978-7-117-38189-5

Ⅰ. R473.71

中国国家版本馆 CIP 数据核字第 2025RG7653 号

人卫智网	www.ipmph.com	医学教育、学术、考试、健康， 购书智慧智能综合服务平台
人卫官网	www.pmph.com	人卫官方资讯发布平台

妇科护理学学习指导
Fuke Hulixue Xuexi Zhidao

主　　编：李　琴　莫洁玲
出版发行：人民卫生出版社（中继线 010-59780011）
地　　址：北京市朝阳区潘家园南里 19 号
邮　　编：100021
E - mail：pmph @ pmph.com
购书热线：010-59787592　010-59787584　010-65264830
印　　刷：天津科创新彩印刷有限公司
经　　销：新华书店
开　　本：787×1092　1/16　　印张：10
字　　数：231 千字
版　　次：2025 年 6 月第 1 版
印　　次：2025 年 7 月第 1 次印刷
标准书号：ISBN 978-7-117-38189-5
定　　价：32.00 元
打击盗版举报电话：010-59787491　E-mail：WQ @ pmph.com
质量问题联系电话：010-59787234　E-mail：zhiliang @ pmph.com
数字融合服务电话：4001118166　E-mail：zengzhi @ pmph.com

本书是以全国高等职业教育专科教材《妇科护理学(第3版)》为基础,在全国卫生健康职业教育教学指导委员会专家指导下,在广泛征集全国卫生职业院校及各医院意见后,精心编撰的配套教材。本配套教材主要供三年制和五年一贯制的高等职业教育专科助产专业学生学习使用,也适合即将参加全国执业护士资格考试的助产士和临床护士作为备考资料。

全书分为两部分。第一部分是妇科护理实训,通过一系列实操练习,旨在帮助学生们将理论知识转化为实际操作技能。为了方便教师进行评价和学生自评、互评,我们还参照了全国助产、护理专业技能操作竞赛的评分办法,为助产士和临床护士进行的实践技能操作制定了详细的考核与评分标准。第二部分是妇科护理知识点解析及练习,包括知识点的梳理和难点的解析以及复习题和参考答案,帮助学生检验自己的学习成果。章节的编排与主教材基本一致,旨在引导学生系统地回顾和巩固所学知识,同时培养他们分析问题和解决问题的能力。

在本书的编写过程中,我们得到了各参编人员所在单位的大力支持和协助,在此表示衷心的感谢。

由于时间紧迫,书中难免存在错误、疏漏或重复之处,我们诚挚地希望广大师生和同行能够不吝赐教,提出宝贵的意见和建议,以便不断完善。

李 琴 莫洁玲

2025 年 7 月

第一部分 | 妇科护理实训

第二部分 | 妇科护理知识点解析及练习

妇科护理实训

实训一 | 妇科检查及护理配合

【实训目的】

1. 熟练掌握各种妇科检查及护理配合。
2. 熟练掌握妇科检查的注意事项。
3. 掌握妇科检查的常用方法及操作步骤。

【实训内容】

1. 外阴检查及护理配合。
2. 阴道窥器检查及护理配合。
3. 双合诊及护理配合。
4. 三合诊及护理配合。
5. 直肠 - 腹部诊及护理配合。

【实训方法】

1. 多媒体演示　播放相关教学录像片、多媒体课件。
2. 病案讨论　学生角色扮演，分组讨论，教师巡回指导。
3. 临床见习　有条件见习者，到医院妇科病房选择合适的病例，临床教师带教讨论。

【相关知识点】

妇科检查是通过对外阴、阴道、子宫及附件的检查，了解外阴、阴道、宫颈、子宫及附件的一般情况，判断有无炎症、肿瘤等。常见的妇科检查包括外阴检查、阴道窥器检查、双合诊、三合诊、直肠 - 腹部诊。

【实训准备】

妇科检查床、一次性臀垫、消毒手套、阴道窥器、消毒用物品、棉签、棉球、纱布、污物桶、照明灯等。

【实训步骤】

（一）操作步骤

1. 医护人员素质要求　服装整齐、仪表端庄，态度和蔼可亲。

2. 检查前准备

（1）护士准备

1）修剪指甲，洗手。

2）核对并确认病人。

3）了解病人情况（是否有腹痛、阴道流血、白带异常、腹部包块等）。

4）向病人解释妇科检查的目的、方法、注意事项及配合要点。

（2）环境准备：护士需进行环境评估，关闭门窗或用屏风遮挡，调节室温至24~28℃。

（3）物品准备：检查并将实训用物摆放好，在检查床上垫好一次性臀垫。

（4）病人准备

1）护士应告知病人检查的目的及方法，取得病人配合。

2）排空膀胱后，护士协助病人仰卧于妇科检查床上，脱去一侧裤腿，取膀胱截石位。

3. 操作方法及步骤

（1）外阴检查：观察外阴的发育情况、阴毛疏密及分布，有无畸形、充血、水肿、溃疡、赘生物或肿块，注意皮肤和黏膜色泽及质地变化，有无增厚、变薄或萎缩。然后用左手拇指和示指分开小阴唇，暴露阴道前庭、尿道口和阴道口。观察尿道口周围黏膜色泽及有无赘生物。无性生活的处女膜一般完整，其阴道口勉强可容示指；已有性生活的阴道口能容两指通过；经产妇的处女膜仅剩余残痕或可见会阴后一侧切瘢痕。必要时嘱病人用力向下屏气，观察有无阴道前后壁膨出、直肠膨出、子宫脱垂或张力性尿失禁等。

（2）阴道窥器检查：放置阴道窥器时，应先将其前后两叶前端合拢，表面涂润滑剂（生理盐水），以利插入阴道，避免阴道损伤。如拟做宫颈刮片或阴道上1/3段涂片细胞学检查，则不宜用润滑剂，以免影响检查结果，可改用生理盐水。放置阴道窥器时，左手拇指和示指分开小阴唇暴露阴道口，右手持窥器将两叶合拢后避开敏感的尿道周围区，斜行沿阴道后壁缓缓插入阴道，边推进边旋转，将阴道窥器两叶转正后缓慢张开，完全暴露子宫颈、阴道壁及穹窿部，固定阴道窥器于阴道内。阴道宫颈检查完毕，将阴道窥器两叶合拢后缓慢退出，以免引起病人不适或损伤阴道及阴唇黏膜。

1）检查宫颈：暴露宫颈后，观察宫颈大小、位置、颜色、外口形状、有无出血、肥大、柱状上皮异位、撕裂、外翻、腺囊肿、息肉、赘生物和接触性出血，宫颈管内有无出血或分泌物。必要时可采集宫颈外口鳞 - 柱状上皮交界处的脱落细胞或取宫颈分泌物标本做宫颈细胞学检查。

2）检查阴道：前后壁、侧壁及穹窿黏膜颜色、皱襞多少，是否有阴道隔或双阴道等先天畸形，有无红肿、溃疡、赘生物或囊肿等。注意阴道分泌物量、性状、色泽、有无臭味。阴道分泌物异常者应做滴虫、假丝酵母菌、淋菌及线索细胞等检查。

（3）双合诊：检查者戴无菌手套，一手示、中两指抹滑润剂，顺阴道后壁轻轻插入，检查阴道通畅度和深度、弹性、有无畸形、瘢痕、肿块,阴道穹隆情况,再扪触宫颈大小、形状、硬度及外口情况,有无接触性出血和宫颈举痛。随后将阴道内两指放在宫颈后方,另一手掌心朝下,手指平放在病人腹部平脐,当阴道内手指向上、向前抬举宫颈时,腹部手指往下、往后按压腹壁,并逐渐向耻骨联合部移动,通过内、外手指同时分别抬举和按压,相互协调,即可扪清楚子宫的位置、大小、形状、软硬度、活动度以及有无压痛。扪清子宫后,将阴道内两指由宫颈后方移至一侧穹隆部,尽可能往上向盆腔深部扪触,与此同时另一手从同侧下腹壁髂嵴水平开始由上往下按压腹壁,与阴道内手指相互对合,以触摸该侧子宫附件区有无肿块、增厚或压痛,同法检查另一侧。若扪及肿块,应查清其位置、大小、形状、软硬度、活动度,与子宫的关系、有无压痛等。正常卵巢偶可扪及,可活动,触之稍有酸胀感。正常输卵管不能扪及。

(4)三合诊:多在双合诊后即进行,一手示指放入阴道,中指插入直肠,以替代双合诊时的两指,其余检查步骤与双合诊相同。比双合诊能更清楚地了解后倾或后屈子宫大小,发现子宫后壁、宫颈旁、直肠子宫陷凹、宫骶韧带和盆腔后部病变,估计盆腔内病变范围与子宫或直肠的关系。

(5)直肠-腹部诊:一手示指伸入直肠,另一手在腹部配合检查,称为直肠-腹部诊。适用于无性生活史、阴道闭锁、经期或因其他原因不宜行双合诊检查的病人。

4.操作后处理

(1)护士整理用后臀垫及物品,分类预处理。

(2)填写检查记录,向病人说明检查情况及注意事项。

(3)清洗双手。

(二)注意事项

1.妇科检查前护士应向病人做好解释工作,消除其思想顾虑。

2.检查者态度要严肃认真,操作轻柔。

3.检查前应嘱病人排尿,必要时须导尿。妇科检查一般取膀胱截石位,少数尿瘘病人需取胸膝卧位。

4.检查中护士应密切观察病人的反应,发现异常立即报告医生。

5.月经期不做妇科检查,必须做时需消毒外阴,戴无菌手套操作。

6.未婚者一般只做直肠-腹部诊,如确有检查必要时,应征得家属或本人签字同意后方可做阴道检查。

7.注意做好消毒隔离工作,尤其是检查用器械,防止医源性交叉感染。

8.男性医护人员检查病人时,需有女性医护人员在场。

【实训报告】

1.如何进行各项妇科检查的护理配合?

2.列出妇科检查的注意事项。

【实训小结】

1.学生能熟练进行各项妇科检查的护理配合。

2. 学生能叙述妇科检查的注意事项。

3. 学生能独立完成实训报告。

4. 学生关心体贴病人，体现科学严谨的学习态度和人文关怀精神。

（王丙娟）

实训二 | 妇科特殊检查及护理配合

【实训目的】

1. 熟练掌握各种妇科特殊检查的护理配合。
2. 熟练掌握妇科特殊检查的注意事项。
3. 了解妇科特殊检查的常用方法及操作步骤。

【实训内容】

1. 阴道分泌物检查的护理配合。
2. 生殖道脱落细胞学检查的护理配合。
3. 宫颈黏液检查的护理配合。
4. 宫颈活检的护理配合。
5. 诊断性刮宫的护理配合。
6. 输卵管通畅检查的护理配合。
7. 阴道后穹隆穿刺术的护理配合。

【实训方法】

1. 教师示教操作。
2. 学生分组练习操作。

【相关知识点】

妇科特殊检查包括阴道分泌物检查、生殖道脱落细胞学检查、宫颈黏液检查、宫颈活检、诊断性刮宫、输卵管通畅检查及阴道后穹隆穿刺术等。通过妇科特殊检查,可进一步确定生殖器感染的病原体种类、了解卵巢功能、确诊生殖器官肿瘤、了解输卵管通畅情况及检查有无盆腔内出血等。

【实训准备】

妇科检查床、一次性臀垫、阴道窥器、消毒用品、宫颈钳、长无齿镊、刮板、宫颈活检钳、刮匙、装有 95% 乙醇(或 10% 甲醛液)的标本瓶、生理盐水(或 10% 氢氧化钾溶液)、复方碘溶液、40% 碘化油、玻片、宫颈导管、穿刺针、10ml 注射器、子宫探针、细胞刷、棉签、棉球、纱布、污物桶、照明灯、无菌巾等。

【实训步骤】

（一）操作步骤

1.医护人员素质要求　服装整齐、仪表端庄，态度和蔼可亲。

2.检查前准备

（1）护士准备

1）修剪指甲，洗手。

2）核对并确认病人。

3）了解病人情况（是否有腹痛、阴道流血、白带异常、腹部包块等）。

4）向病人解释检查的目的、方法、注意事项及配合要点。

（2）环境准备：护士需进行环境评估，关门窗或用屏风遮挡，调节室温至24~28℃。

（3）物品准备：备齐并将实训用物摆放好，在检查床上垫好一次性臀垫。

（4）病人准备

1）护士应告知病人检查的目的及方法，取得病人配合。

2）排空膀胱后，护士协助病人仰卧于妇科检查床上，脱去一侧裤腿，取膀胱截石位。

3.操作方法及步骤

（1）阴道分泌物检查：用无菌长棉签取阴道后穹隆部白带少许，放在玻片上或者标本管内送检。

（2）生殖道脱落细胞学检查：用以了解卵巢激素水平及排除癌变。

1）阴道侧壁刮片法：用阴道窥器充分扩张阴道，用刮板在阴道侧壁上1/3处刮取细胞涂片。若为未婚女性，用卷紧的无菌长棉签深入阴道取材涂片。

2）宫颈刮片：用阴道窥器充分暴露宫颈，用宫颈刮板在宫颈外口鳞-柱状上皮交界处，以宫颈外口为中心轻轻环刮一周，刮出物送病理检查。

3）宫颈管涂片：用阴道窥器充分扩张阴道，先拭净宫颈表面的分泌物，将细胞刷置于宫颈管内，达宫颈外口上方1cm左右，在宫颈管内旋转360°后取出，旋转细胞刷，将附着于小刷子上的标本立即洗脱于保存液中。涂片时使用薄层液基细胞学制片法。

（3）宫颈黏液检查：用以了解卵巢功能。检查时先拭净宫颈外口的分泌物，然后将无菌长无齿镊伸入宫颈管0.5~1cm处，夹取黏液并平铺于玻片上，先观察其拉丝度，待黏液干燥后，在镜下观察结晶类型。

（4）宫颈活组织检查术：是确诊宫颈组织病变的重要方法。用阴道窥器暴露宫颈，拭净分泌物，涂复方碘溶液，观察宫颈着色情况。用宫颈活检钳在病变部位钳取组织，若病变不明显，可在不着色区或宫颈外口鳞-柱状上皮交界处3、6、9、12点处钳取组织。怀疑宫颈管内癌者，常规消毒外阴、阴道、宫颈后，用刮匙进入宫颈管刮取黏膜组织。将刮取的组织立即分别装入标本瓶内，送病理检查。用带尾纱布压迫出血点，尾端留在阴道口外，嘱病人于次晨自行取出。如出血多，随时复诊。

（5）诊断性刮宫：了解子宫内膜病变情况。双合诊检查子宫大小及位置，常规消毒外阴及阴道，铺无菌巾。用阴道窥器暴露宫颈，消毒宫颈及宫颈管。用宫颈钳夹住宫颈前唇并轻轻向外牵拉,用探针沿子宫方向缓慢进入宫腔,探测宫腔方向和深度。用宫颈扩张器逐号扩张宫颈管,以刮匙缓慢进入宫腔,沿子宫底部至宫颈内口轻刮1周。行分段诊刮时,先不要探查宫腔,用刮匙刮取宫颈内组织,再探查宫腔深度,换刮匙刮取宫腔内组织。刮出物分别装瓶、固定,送病理检查。刮取完组织后再次探查宫腔深度,擦净阴道内血迹,取出宫颈钳及阴道窥器。

（6）输卵管通畅检查:可了解输卵管通畅程度,多用于不孕症的诊断。检查时间选择在月经干净后3~7d。检查前3d禁性生活、阴道上药。

1）输卵管通液术:双合诊检查子宫大小及位置,常规消毒外阴及阴道,铺无菌巾。用阴道窥器暴露宫颈,消毒宫颈及宫颈管。用宫颈钳夹住宫颈前唇,置入宫颈导管。用无菌生理盐水（可加入其他药液）20ml,经导管缓慢注入子宫,若顺利注入20ml且无阻力,表示输卵管通畅;如注入5~10ml即感阻力大,病人主诉下腹胀痛,停止推注后回流达10ml,表示输卵管阻塞;若注入时虽有阻力,但仍可继续注入,表示输卵管通而不畅。

2）子宫输卵管造影术:双合诊检查子宫大小及位置,常规消毒外阴及阴道,铺无菌巾。用阴道窥器暴露宫颈,消毒宫颈及宫颈管。用宫颈钳夹住宫颈前唇,探查宫腔。将宫颈导管注满40%碘化油,排出空气,沿宫腔方向将其插入宫颈管内,缓慢注入碘化油,在X线透视下观察碘化油流经宫腔及输卵管情况,并摄片。24h后再拍摄盆腔平片,观察腹腔内有无游离碘化油。若用泛影葡胺造影,则在注射后立即摄片,10~20min后进行第2次摄片,观察泛影葡胺液流经盆腔情况。

（7）阴道后穹隆穿刺术:用以检查盆腔有无积液及积液性质。常规消毒外阴、阴道,铺无菌巾。进行阴道检查了解盆腔情况,注意阴道后穹隆是否膨隆。用阴道窥器暴露宫颈,用宫颈钳夹持宫颈后唇,向前提拉,充分暴露阴道后穹隆,并再次消毒。用穿刺针头接10ml注射器,取与宫颈平行方向,从后穹隆正中刺入,深约2cm,有落空感后抽吸,边抽吸边拔出注射器。针管、针头拔出后,注意检查穿刺点有无出血,如有出血用棉球压迫片刻。

4.操作后处理

（1）护士整理用后臀垫及物品,分类预处理。

（2）填写操作记录,向病人说明操作情况及注意事项。

（3）清洗双手。

（4）填写标本检查申请单,及时送检。

（二）注意事项

1.一般注意事项同实训一"妇科检查及护理配合"。

2.阴道分泌物检查阴道毛滴虫时加生理盐水,检查假丝酵母菌时用10%氢氧化钾溶液。

3.生殖道脱落细胞学检查取材前24h避免阴道冲洗、检查、涂药及性交;细胞涂片应薄而均匀,不要来回涂抹,避免细胞损伤,涂片做好标记立即送检。

4.宫颈黏液检查及生殖道脱落细胞学检查卵巢功能时,应根据月经周期确定检查日期。

5.宫颈活组织检查术后应注意观察有无组织出血,术后1个月内禁止性生活及盆浴。

6. 诊断性刮宫术后应注意有无腹痛及内出血，术后 2 周内禁止性生活及盆浴。

7. 宫颈活组织检查术和输卵管通畅检查一般选择在月经干净后 3~7d 进行。

8. 输卵管碘油造影检查前需了解病人有无过敏史，操作过程中注意病人有无过敏反应。术后 2 周内禁止性生活及盆浴。

9. 阴道后穹隆穿刺术后注意观察有无脏器损伤及内出血等，术后 24h 取出阴道内填塞的纱布，保持外阴清洁、干燥，抽出液若为暗红色不凝固液体，应做好抢救的准备。

【实训报告】

1. 如何进行各项妇科特殊检查的护理配合？
2. 列出妇科特殊检查的注意事项。

【实训小结】

1. 学生能熟练进行各项妇科特殊检查的护理配合。
2. 学生能叙述妇科特殊检查的注意事项。
3. 学生能独立完成实训报告。
4. 学生关心体贴病人，体现科学严谨的学习态度。

（张莹莹）

实训三 | 常用阴道冲洗液的配制和选用

【实训目的】

1. 熟练掌握各种阴道冲洗液的配制方法。
2. 能指导病人正确选择和配制阴道冲洗液。
3. 培养关心体贴病人的态度,体现人性化服务。

【实训内容】

根据病人的需要准备药品和配制阴道冲洗液的器具,学生分组配制各种阴道冲洗液。

【实训方法】

1. 教师示教操作。
2. 学生辨识出各种阴道冲洗药物的名称和浓度,并根据阴道炎症的类型选择阴道冲洗液。
3. 分组练习配制各种阴道冲洗液。

【相关知识点】

阴道冲洗是治疗阴道炎症的常用方法。滴虫阴道炎、老年性阴道炎病人常选用酸性阴道冲洗液;外阴阴道假丝酵母菌病病人常选用碱性阴道冲洗液。通过阴道冲洗液配制的实训可以指导不同类型阴道炎病人选择适合的阴道冲洗液。

【实训准备】

1. 药品准备　高锰酸钾、醋酸、乳酸、碳酸氢钠、苯扎溴铵、呋喃西林、碘伏原液、洁尔阴、生理盐水、蒸馏水、软皂。
2. 器具准备　托盘天平、量杯、烧瓶、漏斗、滴定管、洗耳球、玻璃棒、水壶、烧杯。

【实训步骤及操作评分标准】

(一)药液配制方法

1. 辨识出常用阴道冲洗液的名称及浓度,如 1% 乳酸溶液、0.5% 醋酸溶液、2%~4% 碳酸氢钠溶液、1:5 000 高锰酸钾溶液、0.25% 或 0.5% 碘伏溶液等。

2. 根据药液浓度计算出配制药液时所需的药量和加入蒸馏水的量。

3. 固体性药物的配制　将准确称量的固体药物放入烧杯或液体容器内，用量杯准确量取蒸馏水，将蒸馏水倒入烧杯内，边倒边用玻璃棒搅拌，混匀即可。如配制 1∶5 000 高锰酸钾溶液时，取高锰酸钾结晶 1g 加蒸馏水（家庭可用 41~43℃温开水代替）5 000ml 搅拌均匀即可。

4. 液体性药物的配制　量取药物原液倒入烧杯或液体容器内，用量杯准确量取蒸馏水，将蒸馏水注入盛有药物原液的烧杯或液体容器内。如配制 0.5% 醋酸溶液时，量取 150ml 加蒸馏水 1 000ml 即可。

5. 选用阴道冲洗液　滴虫阴道炎、老年性阴道炎病人常选用酸性阴道冲洗液，如 1% 乳酸或 0.5% 醋酸溶液；外阴阴道假丝酵母菌病病人常选用碱性阴道冲洗液，如 2%~4% 碳酸氢钠溶液。冲洗液温度以 41~43℃为宜。

（二）阴道冲洗操作步骤及评分标准

项目		技术要求	分值	得分
操作前准备	30 分	物品准备：高锰酸钾、醋酸、乳酸、碳酸氢钠、苯扎溴铵、呋喃西林、碘伏原液、洁尔阴、生理盐水、蒸馏水、软皂。托盘天平、量杯、烧瓶、漏斗、滴定管、洗耳球、玻璃棒、水壶、烧杯	5	
		环境准备：室内安静、整洁，光线充足，温度、湿度适宜，关闭门窗	5	
		护士准备： （1）素质要求：态度和蔼，衣帽整洁，修剪指甲、洗手、戴口罩 （2）评估病人：核对床号、姓名，根据病人的临床表现和辅助检查明确阴道炎的类型 （3）向病人解释阴道冲洗的目的和配合事项	15	
		病人准备：排空膀胱，取膀胱截石位	5	
操作步骤	50 分	（1）辨识出常用阴道冲洗液的名称及浓度，如：1% 乳酸溶液、0.5% 醋酸溶液、2%~4% 碳酸氢钠溶液、1∶5 000 高锰酸钾溶液、0.25% 或 0.5% 碘伏溶液等	10	
		（2）根据药液浓度计算出配制药液时所需的药量和加入蒸馏水的量	10	
		（3）固体性药物的配制：将准确称量的固体药物放入烧杯或液体容器内，用量杯准确量取蒸馏水，将蒸馏水倒入烧杯内，边倒边用玻璃棒搅拌，混匀即可。如配制 1∶5 000 高锰酸钾溶液时，取高锰酸钾结晶 1g 加蒸馏水 5 000ml 搅拌均匀即可	10	
		（4）液体性药物的配制：量取药物原液倒入烧杯或液体容器内，用量杯准确量取蒸馏水，将蒸馏水注入盛有药物原液的烧杯或液体容器内。如配制 0.5% 醋酸溶液时，量取 150ml 加蒸馏水 1 000ml 即可	10	
		（5）选用阴道冲洗液：滴虫阴道炎、老年性阴道炎病人常选用酸性阴道灌洗液，如 1% 乳酸或 0.5% 醋酸溶液；外阴阴道假丝酵母菌病病人常选用碱性阴道灌洗液，如 2%~4% 碳酸氢钠溶液。冲洗液温度以 41~43℃为宜	10	

项目		技术要求	分值	得分
操作后处理	10分	(1) 协助病人穿好衣服,整理床单位,交代注意事项	4	
		(2) 清洗整理配制药液的器具	4	
		(3) 洗手,记录	2	
提问	10分	(1) 家庭如何配制1∶5 000高锰酸钾溶液	5	
		(2) 滴虫阴道炎常用的阴道灌洗液有哪些	5	
总分			100	
整体评价 (A、B、C、D 为评价系数)		A. 沟通流畅、操作规范、病人舒适 B. 沟通稍欠流畅或操作欠规范、病人舒适 C. 沟通不流畅或操作欠规范、病人欠舒适 D. 未与病人沟通、操作欠规范、病人不舒适	A. 1.0~0.8 B. 0.8~0.6 C. 0.6~0.4 D. 0.4 以下	

(三) 注意事项

1. 注意配制药液的温度。
2. 不同类型阴道炎选择不同阴道冲洗液和适宜的浓度。

【实训报告】

1. 记录妇科常用阴道冲洗液配制的操作流程。
2. 写出配制阴道冲洗液时的注意事项。
3. 列表写出各种阴道炎症应选择的阴道冲洗液和适宜的浓度。

【实训小结】

1. 学生通过亲自配制阴道冲洗液,进一步认识到女性生殖系统炎症病人治疗时护理配合的重要性。
2. 学生能熟练配制各种阴道冲洗液,并能正确指导病人。

(胡蘅芬)

实训四 | 女性生殖系统炎症病人的护理

【实训目的】

1. 学会对生殖系统炎症病人进行护理评估，并提出护理诊断、制订护理计划。
2. 能协助和配合医生进行疾病的诊断和治疗，包括用物准备、指导病人准备、用药观察。
3. 实训中关心、爱护、尊重病人，体现出人文关怀的素质。

【实训内容】

观看教学视频，分组进行病例分析，或到医院妇科病房见习生殖系统炎症病人的护理。

【实训方法】

1. 观看多媒体教学资料。
2. 病案分析　选择合适的临床病例，学生角色扮演，分组讨论，教师巡回指导。
3. 临床见习　有条件见习者，安排学生分期分批到医院妇科病房见习生殖系统炎症病人的护理。

【相关知识点】

前庭大腺炎是指病原体侵入前庭大腺而引起的炎症，前庭大腺感染时常先累及腺管，腺管口因炎症充血、水肿而阻塞，脓液积存形成前庭大腺脓肿。急性炎症消退后，腺管口粘连堵塞，分泌物不能排出，脓液逐渐转清，则形成前庭大腺囊肿。脓肿形成或囊肿较大时可切开引流和行造口术。

滴虫阴道炎由阴道毛滴虫引起，主要通过性生活直接传播，阴道分泌物呈灰黄色、稀薄泡沫状。处理原则是切断传播途径，用 1% 乳酸或 0.1%~0.5% 醋酸阴道冲洗或坐浴，使用甲硝唑全身和局部治疗。

盆腔炎性疾病后遗症常为急性盆腔炎未能彻底治疗，或病人体质较差病程迁延所致，亦可无急性炎症病史，主要表现为下腹部坠胀、疼痛及腰骶部酸痛，常在劳累、月经前后、性交后症状加重。多采用综合性治疗方案控制炎症。

【实训准备】

1. 环境准备　多媒体教室、示教室或实习医院妇科病房。

2. 学生准备　穿戴工作衣、帽，着装整洁，戴口罩、剪指甲、洗手，携带记录本、笔和实训报告本。

3. 案例资源　多媒体课件或教学片，真实完整的临床病例；临床见习者可直接采集临床病例资料。参考病案如下：

病例1：

林女士，25岁，已婚，因发现外阴包块两周就诊。病人自述两周前发现右侧外阴包块，直径约2cm，质硬，轻触痛，未在意，未行诊治。近7d感包块逐渐增大，疼痛明显，伴发热，故来我院就诊。妇科检查：右侧外阴触及一4cm×3cm×3cm囊实性包块，边界尚清，触痛，小阴唇内侧面充血。

请思考：

(1) 该病人最可能的医疗诊断是什么？最恰当的治疗措施是什么？

(2) 该病人现存的主要护理诊断是什么？请为病人制订护理计划。

病例2：

王女士，32岁，已婚，自述白带增多、外阴瘙痒伴灼热感1周。妇科检查：阴道黏膜充血(++)，有散在红色斑点，白带呈泡沫状，灰黄色，质稀薄，有腥臭味。

请思考：

(1) 该病人最可能的医疗诊断是什么？

(2) 该病人现存的主要护理诊断是什么？

(3) 该病人在治疗过程中护士应做哪些方面的健康指导？

病例3：

谢女士，41岁，自述近4个月感下腹部隐痛不适，呈间断性，月经期和劳累后加重，伴腰骶部不适，白带黄，量多，有异味。病程中病人否认剧烈下腹痛，否认转移性右下腹痛，否认咳嗽、咳痰、胸痛，否认阴道排液，进食、睡眠可，大小便正常。生育史：1-0-1-1。妇科检查：外阴已婚已产型。阴道通畅，阴道黏膜、皱襞无充血，阴道后穹隆有大量淡黄色分泌物，后穹隆深触痛(-)。宫颈充血、水肿、黏膜外翻，有脓性分泌物附着。子宫前位，正常大小，质中软，活动可，无压痛。双侧附件区增厚，未触及异常包块。阴道分泌物检查：白细胞15~20个/HP，清洁度Ⅲ度，真菌(-)，滴虫(-)。

请思考：

(1) 该病人现存的主要护理诊断是什么？请为病人制订出详细的护理计划。

(2) 护士应对该病人做哪些方面的健康指导？

【实训步骤】

1. 多媒体演示　在理论课授课完成后或授课过程中，组织学生观看生殖系统炎症教学视频。观看前提出学习要求，观看时进行讲解补充，观看后及时反馈总结。让学生完成相关疾病的护理报告。

2.病案分析　在示教室,教师给学生提供已准备好的临床病案资料,进行分组讨论,要求学生按照护理程序进行护理评估、提出主要护理诊断、制订护理计划。每组选定代表发言,教师给予点评。

3.临床见习　有条件者,安排学生分期分批到医院妇科病房见习。利用真实、完整的临床病例,在临床教师的指导下,对女性生殖系统炎症病人进行护理评估,制订护理计划,在见习过程中能对病人进行相关健康指导。

【实训报告】

1.写出以上疾病最可能的医疗诊断。

2.针对以上病例,找到主要的护理诊断,并制订护理计划。

3.根据病例中涉及的健康问题,列出应对病人进行的健康指导要点。

【实训小结】

1.学生通过观看教学视频、病案讨论、临床见习等,熟练掌握女性生殖系统炎症病人的护理评估内容、护理诊断和护理措施。

2.学生能配合医生进行各项诊疗。

（胡蘅芬）

实训五 | 妇科手术配合及护理

【实训目的】

1. 能对妇科手术病人实施整体护理,并列出主要的护理诊断。
2. 学会妇科腹部、外阴、阴道手术病人围术期的护理方法,为病人提供个性化的健康教育。
3. 应用评判性思维培养学生的临床思维及自主学习的能力。

【实训内容】

1. 案例分析或妇科病房见习妇科手术病人的护理。
2. 案例分析或妇科病房见习妇科肿瘤病人的护理。
3. 案例分析或妇科病房见习妇科手术前准备及术后病情观察。

【实训方法】

1. 观看多媒体教学资料。
2. 案例讨论 学生角色扮演,分组讨论,教师巡回指导。
3. 临床见习 有条件见习者,到医院妇科病房选择合适的病例,临床教师带教讨论。

【相关知识点】

1. 妇科手术病人护理三要素 术前准备、术中配合、术后护理。
2. 术前准备 包括皮肤、肠道、阴道、膀胱准备及其他。
3. 术中配合 由手术室护士完成。
4. 术后护理 包括病情观察、引流管及导尿管护理、饮食护理、活动与休息、腹胀护理、疼痛护理、预防感染、心理护理等。

【实训准备】

1. 环境准备 多媒体教室、示教室或实习医院妇科病房。
2. 学生准备 穿戴工作衣、帽,着装整洁,戴口罩,剪指甲,洗手,携带记录本、笔和实训报告本。
3. 案例资料 教学片或多媒体课件,真实、完整的临床病例。临床见习可直接采集病例资料。在示教室,课前选定 2 份病例资料(包括子宫全切术、外阴癌术后),将学生分为若干小组，每组分发1份病例资料。参考病案如下：

病例1：

黄女士，43岁，因子宫颈癌确诊住院治疗，医生建议的治疗方案为2d后行广泛性子宫切除和盆腔淋巴结清扫术，病人得知即将手术，表现为哭泣、焦虑不安。

请思考：

1. 针对该病人的心理压力，护士首选的护理措施是什么？

2. 对于该病人术前1天的准备内容有哪些？

3. 该病人做完手术后，应告知病人术后保留尿管多少天？

病例2：

李女士，64岁，外阴癌根治术后1天，神志清醒，主诉伤口疼。

请思考：

1. 应观察伤口的哪些情况？

2. 应采取哪些措施减轻伤口疼痛？

3. 如何控制术后首次排便的时间？

【实训步骤】

1. 多媒体演示　在理论课讲授完后（或讲授过程中），组织学生观看相关教学录像或多媒体课件。观看前提出具体要求，观看时及时讲解和补充内容，观看后及时反馈总结，让学生完成相关疾病的护理报告。

2. 案例讨论

（1）熟悉讨论案例，分组讨论案例中提出的问题。

（2）小组代表发言。

（3）教师精讲点拨及总结。

3. 临床见习　授课期间定时组织学生分期分批到医院妇科病房见习。利用真实、完整的临床病例，在教师的指导下，配合护士完成术前准备及术后护理，达到实训操作要求。通过亲自采集病史、观察病情，应用评判性思维对不同病人的评估资料进行整理分析，提出护理诊断，拟定护理措施。

【实训报告】

1. 列出病人主要的护理诊断。

2. 制订相应的护理措施。

【实训小结】

1. 学生通过观看多媒体资料、教师示教、模拟操作训练、临床见习等，能发现病例中的关键护理问题。

2. 学生对待病人热情大方、认真负责，熟练掌握妇科手术病人的护理方法、操作步骤及注意事项，并能正确完成各项手术护理记录。

（王　琴）

实训六 | 子宫颈肿瘤病人的护理

【实训目的】

1. 学会对子宫颈癌病人进行护理评估,并由此提出护理诊断。

2. 掌握护理配合的主要内容,包括用物准备、病人准备、观察和记录;能够协助医生完成各种诊断性检查。

3. 能够根据子宫颈癌病人情况拟定护理措施,并能对病人进行正确的护理。

4. 实践中做到关心病人,尊重隐私。

【实训内容】

病例分析或医院妇科病房见习子宫颈癌病人。

【实训方法】

1. 多媒体演示　组织同学观看相关教学录像片、多媒体课件。

2. 病案讨论学生角色扮演　学生分组角色扮演并进行病案讨论,教师巡回指导。

3. 临床见习　有条件见习者,到医院妇科病房选择合适的病例,临床教师带教讨论。

【相关知识点】

子宫颈癌是女性生殖系统最常见的恶性肿瘤之一,人乳头状瘤病毒感染是宫颈癌的主要危险因素,多发生于宫颈外口鳞 - 柱状上皮交界处。早期症状为接触性阴道流血。宫颈细胞学检查是宫颈癌筛查的主要方法,子宫颈活组织检查是确诊宫颈癌最可靠的方法。宫颈癌的治疗方法是以手术为主,辅以放化疗治疗。术后病人留置导尿管 7~14d。生育年龄妇女每 1~2 年进行一次防癌普查。

【实训准备】

1. 环境准备　多媒体教室、示教室或实习医院妇科病房。

2. 学生准备　着装整洁、戴口罩、修剪指甲、洗手、携带记录本、笔和实验报告。

3. 案例资源　多媒体课件或教学片,实训用模型,真实完整的临床病例。临床见习者可直接采集病例资料。参考病案如下:

病例1：

杨女士，35岁，已婚。单位体检时发现子宫颈糜烂样改变，占宫颈面积的1/2，在医生的建议下进行阴道镜下活检，病理检查结果提示为子宫颈鳞状上皮病变，病人担心自身疾病，为求进一步治疗入院。病人既往身体健康，平素月经规律，结婚七年，育有一女。否认肝炎、结核等病史，否认外伤、输血史，无家族遗传病及慢性病史，无食物药物过敏史，无吸烟史。否认自身及丈夫有多个性伴侣，家庭和睦，对其关心。体格检查：T 36.3℃，P 86次/min，R 20次/min，BP 115/74mmHg。妇科检查：外阴发育正常，已婚型。宫颈糜烂样改变占宫颈面积的1/2。子宫前位，正常大小，质中，活动好。双附件区未触及包块。

请思考：

（1）作为责任护士，如何给病人做健康教育？

（2）请根据杨女士的病情，提出护理诊断并制订详细的护理计划。

病例2：

张女士，42岁，自述近半年有血性白带，性生活后出血。妇科检查：宫颈有菜花样赘生物，并有接触性出血。宫颈活组织检查提示宫颈中分化鳞癌。病人既往身体健康，平素月经规律，结婚十二年，10年前阴道分娩一女，体健。否认肝炎、结核等病史，否认外伤、输血史，无家族遗传病及慢性病史，无食物药物过敏史，无吸烟史。否认自身及丈夫有多个性伴侣，家庭和睦，对其关心。体格检查：T 36.75℃，P 86次/min，R 22次/min，BP 115/64mmHg。妇科检查：外阴发育正常，已婚型。宫颈外口可见一个菜花样赘生物，表面有溃疡，触血阳性。子宫前位，正常大小，质中，活动好。双附件区未触及包块。

请思考：

（1）作为责任护士，如何给病人做健康教育？

（2）病人今日行手术治疗，请提出病人可能存在的护理诊断并拟定出详细的护理措施。

4. 临床见习　定时组织学生分期分批到临床医院的妇科肿瘤病房见习，以增加感性认识。利用真实、完整的临床病例，在实习教师的指导下，了解子宫颈癌病人的护理方法、护理操作和注意事项，在见习过程中能对病人进行有关方面的健康指导。

【实训步骤】

1. 多媒体演示　在理论课讲授完后（或讲授过程中），组织学生观看相关教学录像或多媒体课件。观看前提出具体要求，观看时及时讲解和补充内容，观看后及时反馈总结，让学生完成相关疾病的护理报告。

2. 病案讨论

（1）熟悉讨论案例，分组讨论案例中提出的问题。

（2）小组代表发言。

（3）教师点评总结。

3. 临床见习　授课期间定时组织学生分期分批到医院妇科病房见习。利用真实、完整的临床病例，在教师的指导下，了解病人的护理方法、护理操作步骤及注意事项，配合医生完成各种诊疗操作,达到实训操作要求。在教师的指导下,亲自采集病史、观察病情;对不同病人的评估资料进行整理分析,提出护理诊断,拟定护理措施。

【实训报告】

1. 列出病人主要的护理诊断。
2. 制订相应的护理措施。

【实训小结】

观看多媒体资料、教师示教,模拟操作训练、临床参观实习等,使学生熟练掌握宫颈癌病人的护理方法、护理操作和注意事项,能够配合医生完成各种辅助检查。

(郭倩文)

实训七 | 子宫肿瘤病人的护理

【实训目的】

1. 能正确评估子宫肿瘤病人，提出护理诊断，制订护理措施。
2. 能协助医生完成相关检查。
3. 能给病人提供子宫肿瘤药物治疗的相关指导和手术治疗的护理。
4. 能够对病人关心、体贴，学会与其进行交流并进行疾病相关健康教育。

【实训内容】

1. 病案分析或医院妇科病房见习子宫肌瘤病人的护理。
2. 病案分析或医院妇科病房见习子宫内膜癌病人的护理。

【实训方法】

1. 多媒体演示　组织同学观看相关教学录像片、多媒体课件。
2. 病案讨论学生角色扮演　学生分组角色扮演并进行病案讨论，教师巡回指导。
3. 临床见习　有条件见习者，到医院妇科病房选择合适的病例，临床教师带教讨论。

【相关知识点】

1. 疾病诊断三要素包括病史、临床表现及辅助检查。
2. 子宫肌瘤是女性生殖器最常见的良性肿瘤，其发生可能与女性激素有关，多发生于育龄期女性。根据肌瘤与子宫肌壁的关系分为肌壁间肌瘤、浆膜下肌瘤、黏膜下肌瘤。临床表现主要有经量增多及经期延长、下腹包块、白带增多和邻近脏器的压迫等。B超检查是最常用的辅助检查。主要有药物治疗和手术治疗两种方式。
3. 子宫内膜癌是妇科常见三大恶性肿瘤之一。多见于围绝经期和绝经后女性。病人多有阴道流血或阴道排液症状。诊断性刮宫是确诊内膜癌最常用、最有价值的方法。转移途径有直接蔓延、淋巴转移和血行转移。主要的治疗为手术、放疗、化疗和孕激素治疗，可单用或综合应用。

【实训准备】

1. 环境准备　多媒体教室、示教室或实习医院妇科病房。

2. 学生准备　穿戴工作服、帽,着装整洁,戴口罩、剪指甲、洗手,携带记录本、笔和实训报告本。

3. 病案资料　教学片或多媒体课件,真实、完整的临床病例。临床见习可直接采集临床病例资料。在示教室,课前选定 1 份典型病例,将学生分为相应若干小组,每组分发 1 份病案。参考病案如下:

病例 1:

王女士,43 岁,因月经量增多,经期延长 2 年,症状加重 6 个月就诊于门诊,病人自述 2 年前开始出现月经量增多,近 6 个月月经期延长,伴有便秘、腰酸,无腹痛及尿频尿急等不适。常感头晕、乏力、心悸。平素身体健康,家族无遗传病史。体格检查:贫血貌。妇科检查:外阴已婚已产型,阴道通畅,阴道壁见少量暗红色血迹。宫颈光滑,外口可见暗红色血迹。子宫前位,如孕 8 周大小,后壁可及结节,质硬、宫体活动度好,无压痛。双侧附件未及异常。妇科 B 超:子宫大小 4.0cm×6.4cm×6.5cm,前位子宫,肌壁粗点状回声,分布不均,后壁可见一大小为 6.4cm×8.3cm 的低回声肿物,边界清。门诊行诊断性刮宫病理示:子宫内膜呈分泌期改变。

请思考:

(1) 病人的初步医疗诊断是什么?诊断依据是什么?

(2) 病人首选治疗方法?

(3) 检查中应如何与病人沟通?

病例 2:

李女士,28 岁,G_1P_0。1 年来月经量增多,有血块,近 3 个月每次行经时伴头晕、乏力、心悸。病人 1 年前自然流产 1 次,之后一直未孕。平素身体尚健康,家族无遗传病史。现病人一般情况好,发育正常,营养欠佳,神志清楚,查体合作。体格检查:T 36℃,P 78 次 /min,R 20 次 /min,BP 110/70mmHg。面色略苍白,皮肤黏膜无黄染及瘀斑,心肺无异常,腹软,无压痛,四肢活动度好。妇科检查:外阴正常,阴道通畅,分泌物量中,白色。宫颈光滑,子宫前位,前壁可触及多个结节,凸起,活动性尚可,无压痛;双侧附件未触及异常。实验室检查:RBC $3.5×10^{12}$/L,WBC $4.5×10^9$/L,HB 99g/L。B 超提示:子宫肌瘤。临床诊断:子宫肌瘤、轻度贫血。拟于入院后第 3 天在腰麻下行腹式子宫肌瘤切除术。

请思考:

(1) 该病人现存的主要护理问题有哪些?

(2) 对该病人最恰当的处理措施是什么?请为病人制订护理计划。

(3) 若病人术后痊愈出院,护士如何进行出院指导?

病例 3:

张女士,59 岁,已婚,绝经 7 年余,8d 前出现异常阴道出血,量少,咖啡色,自诉绝经后担心衰老,自行频繁服用保健品,具体不详。2 个月前无明显诱因出现阴道少量出血,暗红色,淋漓不尽至今,无腹痛、下腹坠胀感、发热、尿频、尿急、便秘、腹泻、头晕、心悸、乏力等不适。体格检查:T 36.6℃,P 70 次 /min,R 20 次 /min,BP 120/70mmHg。妇科检查提示:子宫增大,质软。B 超检查提示:子宫内膜增厚 1cm,回声不均。

请思考：

(1) 病人的初步医疗诊断是什么？诊断依据是什么？

(2) 若想确诊病人需要进一步做哪些检查？

(3) 在检查中应如何和病人沟通？

病例4：

赵女士，65岁，G_1P_0，绝经6年，3d前阴道不规则流血就诊。自诉糖尿病史8年，高血压病史7年。体格检查：T 36.1℃，P 80次/min，R 18次/min，BP 140/90mmHg，心肺听诊无明显异常，腹平软，肝脾肋下未触及，全腹未触及异常包块，移动性浊音阴性，肠鸣音正常。妇科检查：子宫增大，活动欠佳，压痛明显，在宫旁扪及不规则结节状物。B超检查提示子宫内膜增厚，约1.6cm，双附件无异常，子宫后方探及暗液范围约2.8cm×3.5cm。盆腔CT检查提示：盆腔淋巴结转移。诊断性刮宫病理提示：子宫内膜样腺癌（高分化）。完善相关实验室检查无异常。入院诊断：子宫内膜癌Ⅲ期。病人要求手术治疗，医生拟在入院第3天行腹式广泛全子宫＋双侧附件＋盆腔淋巴结清扫术。

请思考：

(1) 目前该病人存在护理问题有哪些？

(2) 对该病人最恰当的处理措施是什么？请为病人制订护理计划。

(3) 若病人术后进行了化疗，护士应如何对其护理？

【实训步骤】

1. 多媒体演示　在理论课讲授完后（或讲授过程中），组织学生观看相关教学录像或多媒体课件。观看前提出具体要求，观看时及时讲解和补充内容，观看后及时反馈总结，让学生完成相关疾病的护理报告。

2. 病案讨论

(1) 熟悉讨论案例，分组讨论案例中提出的问题。

(2) 小组代表发言。

(3) 教师点评总结。

3. 临床见习　授课期间定时组织学生分期分批到医院妇科病房见习。利用真实、完整的临床病例，在教师的指导下，了解病人的护理方法、护理操作步骤及注意事项，配合医生完成各种诊疗操作，达到实训操作要求。在教师的指导下，亲自采集病史、观察病情；对不同病人的评估资料进行整理分析，提出护理诊断，拟定护理措施。

【实训报告】

1. 列出病人主要的护理诊断。

2. 制订相应的护理措施。

【实训小结】

1. 学生通过观看多媒体资料、教师示教、模拟操作训练、临床见习等，能发现病案中的关键护理问题。

2. 学生对待病人耐心细致、认真负责。

3. 学生熟练掌握相关疾病的护理方法、操作步骤及注意事项。

4. 学生能配合医生完成相关诊疗操作，并能正确完成相关护理记录。

【注意事项】

1. 教师必须提前准备与临床实际相符合的临床案例。

2. 学生不但要掌握本节课内容，还要事先复习妇科护理病史采集和妇科手术配合及护理相关内容。

3. 学生应结合病例认真、仔细推敲与分析。

4. 教师应注意实时评价和正确引导，突出学生在本节课中的主体地位，达到教学目的。

（刘 瑶）

实训八 | 卵巢肿瘤与输卵管肿瘤病人的护理

【实训目的】

1. 学会对卵巢肿瘤病人进行护理评估，并由此提出护理诊断。

2. 掌握护理配合的主要内容，包括用物准备、病人准备、观察和记录；能够协助医生完成各种诊断性检查。

3. 能够根据卵巢肿瘤病人的情况拟定护理措施，并能对病人进行正确的护理。

4. 实践中做到对病人关心、体贴、保护病人隐私。

【实训内容】

病例分析或医院妇科病房见习卵巢肿瘤病人。

【实训方法】

1. 多媒体演示　组织同学观看相关教学录像片、多媒体课件。

2. 病案讨论学生角色扮演　学生分组角色扮演并进行病案讨论，教师巡回指导。

3. 临床见习　有条件见习者，到医院妇科病房选择合适的病例，临床教师带教讨论。

【相关知识点】

卵巢肿瘤是对女性危害最大的恶性肿瘤，转移途径主要是直接蔓延及腹腔种植，其次是淋巴转移。卵巢良性肿瘤初期肿瘤较小，病人常无症状，常于妇科检查时偶然发现。卵巢恶性肿瘤早期多无自觉症状，出现症状时往往病情已属晚期。确诊后尽快手术。恶性肿瘤病人手术后需辅以化疗。

【实训准备】

1. 环境准备　多媒体教室、示教室或实习医院妇科病房。

2. 学生准备　穿戴工作衣、帽，着装整洁，戴口罩、剪指甲、洗手，携带记录本、笔和实训报告本。

3. 病案资料　教学录像片或多媒体课件，真实、完整的临床病例。临床见习可直接采集病例资料。在示教室，课前选定 2 份病案，将学生分为相应若干小组，每组分发 1 份病案。参考病案如下：

病例 1:

杨女士, 42 岁, 下腹坠胀 1 月余, 发现盆腔包块 10 多天。该病人 1 个多月前无明显诱因下感觉下腹坠胀, 无发热、腹痛, 无月经周期和经量改变。10 多天前体检发现下腹部一大小约 9cm×9cm 的囊性包块。无阴道排液, 无尿频、尿急, 无明显消瘦。月经史: 12 岁初潮, 月经周期 30d, 经期 5d, 量中等, 无痛经, G_3P_2, 放置宫内节育器 3 年。否认心、肝、肾、结核及消化系统疾病史。否认药物过敏史。体格检查: T 36.5℃, P 76 次/min, R 16 次/min, BP 110/63mmHg。一般情况好, 腹壁稍胀, 无压痛、反跳痛, 下腹部可触及囊性包块, 移动性浊音(−)。妇科检查: 外阴发育正常, 阴道黏膜完整, 表面未见溃疡出血及结节, 宫颈光滑, 子宫后位, 偏右, 正常大小, 活动好, 无压痛。子宫左前方扪及一 9cm×9cm 大小囊性包块, 表面光滑, 活动稍受限, 无压痛, 右侧附件未触及明显肿物。辅助检查: B 超提示子宫左前方一囊性占位病变, 考虑黏液性囊腺瘤。

请思考:

(1) 该病人最有可能的诊断是?

(2) 作为护士应该如何向病人解释疾病?

(3) 医生已经制定了手术方案, 拟定出详细的护理计划和实施方案。

病例 2:

李女士, 21 岁, 因"突发下腹痛半天"就诊。该病人当天上午跑步结束后突然觉得右下腹持续性疼痛, 进行性加剧, 继而出现恶心、呕吐, 无发热、寒战, 无肛门坠胀感, 急诊入院。既往史: 两年前彩超发现右侧卵巢囊肿, 大小: 5cm×4cm×3cm, 未进行处理。既往健康, 否认心、肝、肾、结核及消化系统疾病史。月经史: 14 岁初潮, 月经周期 30d, 经期 6d。未婚未育, 否认性生活史。无药物过敏史。体格检查: T 36.7℃, P 90 次/min, R 21 次/min, BP 91/61mmHg。妇科检查: 右侧附件区扪及直径 5cm 大小的包块, 张力高、压痛明显。

请思考:

(1) 该病人最有可能的诊断是?

(2) 李女士需要立即手术, 请拟定出详细的护理计划和实施方案。

【实训步骤】

1. 多媒体演示　在理论课授课完成后或授课过程中, 组织学生观看卵巢肿瘤教学录像片、多媒体课件。观看前提出具体要求, 观看时进行讲解并补充, 观看后及时反馈总结, 让学生完成卵巢肿瘤病人的护理报告。

2. 案例分析

(1) 熟悉讨论案例, 分组讨论案例中提出的问题。

(2) 小组代表发言。

(3) 教师点评总结。

3. 临床见习　定时组织学生分期分批到临床医院的妇科肿瘤病房见习, 以增加感性认识。利用真实、完整的临床病例, 在临床教师的指导下, 了解卵巢肿瘤病人的护理方法、护理操作和注意事项, 在见习过程中能对病人进行有关方面的健康指导。

【实训报告】

1. 列出病人主要的护理诊断。
2. 制订相应的护理措施。

【实训小结】

通过观看多媒体资料、教师示教，模拟操作训练、临床参观实习等，使学生熟练掌握卵巢肿瘤病人的护理方法、护理操作和注意事项，能够配合医生完成各种辅助检查。

（吕旻彦）

实训九 | 妊娠滋养细胞疾病病人的护理

【实训目的】

1. 能对葡萄胎、侵蚀性葡萄胎、绒毛膜癌病人进行护理评估，并实施护理。
2. 能说出葡萄胎清宫术的术前准备、术中观察及配合要点。
3. 能说出滋养细胞肿瘤化疗病人常见的毒副反应及护理措施。
4. 学生态度端正，关心、体贴、爱护病人。

【实训内容】

1. 病案分析或医院妇科病房见习葡萄胎病人的护理。
2. 病案分析或医院妇科病房见习侵蚀性葡萄胎或绒毛膜癌病人的护理。

【实训方法】

1. 多媒体演示 播放相关教学录像片、多媒体课件。
2. 病案讨论 学生角色扮演，分组讨论，教师巡回指导。
3. 临床见习 有条件见习者，到医院妇科病房选择合适的病例，临床教师带教讨论。

【相关知识点】

1. 葡萄胎是发生于胎盘绒毛滋养细胞的良性肿瘤，典型的临床症状有停经后阴道流血、子宫异常增大和变软、妊娠呕吐、妊娠期高血压疾病征象、卵巢黄素化囊肿、腹痛及甲状腺功能亢进征象等。常用的辅助检查有血、尿 hCG 测定及 B 超检查。葡萄胎一经确诊应及时清宫，刮出物送组织学检查。

2. 侵蚀性葡萄胎和绒毛膜癌是发生于胎盘滋养细胞的恶性肿瘤。两者临床表现相似，主要为不规则阴道流血及转移灶表现。两者的区别是侵蚀性葡萄胎多数发生在葡萄胎排空后 6 个月内，恶性程度低，转移机会少，病理检查可见完整的绒毛结构。绒毛膜癌可继发于葡萄胎妊娠，也可发生在足月产、流产、异位妊娠后，多在葡萄胎排空 1 年后发生，恶性程度高，转移早，病理检查见不到绒毛结构。侵蚀性葡萄胎和绒毛膜癌的治疗以化疗为主。

3. 滋养细胞疾病是所有肿瘤中对化疗最为敏感的一种，总治愈率超过 90%。目前临床使用的抗肿瘤化学治疗药物在杀伤肿瘤细胞的同时也杀伤正常组织的细胞，导致严重的毒副反应。常见的毒副反应有骨髓抑制、消化系统损害、皮肤和黏膜反应、肝功能损害、肺毒性反应、肾功能障碍、局部组织坏死、栓塞性静脉炎等。

【实训准备】

1. 环境准备　多媒体教室、示教室或实习医院妇科病房。

2. 学生准备　穿戴工作衣、帽，着装整洁，戴口罩、剪指甲、洗手，携带记录本、笔和实训报告本。

3. 病案资料　教学录像片或多媒体课件，真实、完整的临床病例。临床见习可直接采集病例资料。在示教室，课前选定 2 份病案（包括葡萄胎、侵蚀性葡萄胎或绒毛膜癌病例），将学生分为相应若干小组，每组分发 1 份病案。参考病案如下：

病例 1：

王女士，28 岁，停经 2 个月，因阴道流血 2d 就诊。体格检查：T 36.4℃，P 78 次 /min，R 17 次 /min，BP 120/70mmHg。妇科检查：阴道通畅，有少量血液，呈咖啡色，子宫颈着色明显，子宫如孕 3 个月大小，两侧附件区可触及大小约 4cm 的囊性包块。辅助检查：血清 hCG 测定：76 000U/L；B 超：子宫腔未见孕囊，宫腔内充满不均质密集状光点，两侧附件区均可见多发性囊性肿物，左侧 3.0cm×3.5cm×4.0cm，右侧 3.5cm×4.0cm×4.0cm。医生诊断为葡萄胎，建议行清宫术。但病人怀疑医生诊断，认为除有阴道流血外，其怀孕后一切症状和特征与其他妊娠妇女没有区别，不愿意行清宫手术。

请思考：

(1) 根据所获得的病史资料，还需进一步询问病人哪些情况？

(2) 列出目前病人主要的护理诊断？应采取哪些护理措施？

(3) 病人入院后，经完善各项术前检查，排除手术禁忌后，立即行清宫术，作为责任护士如何做好清宫术前准备工作及术中护理配合？

病例 2：

张女士，32 岁，已婚，G_3P_1。因"流产 1 年余，阴道不规则流血、痰中带血 2 个月"就诊。病人自述 1 年前因停经 5 个月后自然流产，流出物似"烂肉一堆"，未见胎儿成分。当时未行清宫术，排出物未送病检。以后月经正常。2 个月前开始出现阴道不规则流血，时多时少，同时伴有咳嗽、痰中带血。体格检查：T 36.2℃，P 75 次 /min，R 18 次 /min，BP 110/72mmHg。心肺（-），肝脾未扪清。妇科检查：外阴水肿，阴道前后壁有 4 个紫蓝色结节，小者直径为 0.5cm，最大者直径 5cm，脱出阴道口之外。子宫底在耻骨联合上 2 横指，子宫孕 3 个月大小，前位，活动，双附件（-）。辅助检查：胸部 X 线摄片见双肺有结节状影。

请思考：

(1) 该病人的疾病诊断可能是什么？

(2) 为明确诊断，还应进行哪些检查？

(3) 列出目前病人主要的护理诊断？应采取哪些护理措施？

(4) 该病人化疗期间如何护理？

【实训步骤】

1. 多媒体演示　在理论课讲授完后（或讲授过程中），组织学生观看相关教学录像或多媒体课件。观看前提出具体要求，观看时及时讲解和补充内容，观看后及时反馈总结，让学生完成相关疾病的护理报告。

2. 病案讨论

（1）熟悉讨论案例，分组讨论案例中提出的问题。

（2）小组代表发言。

（3）教师点评总结。

3. 临床见习　授课期间定时组织学生分期分批到医院妇科病房见习。利用真实、完整的临床病例，在教师的指导下，了解病人的护理方法、护理操作步骤及注意事项，配合医生完成各种诊疗操作，达到实训操作要求。在教师的指导下，亲自采集病史、观察病情；对不同病人的评估资料进行整理分析，提出护理诊断，拟定护理措施。

【实训报告】

1. 列出讨论病案中疾病最可能的医疗诊断。

2. 列出主要的护理诊断。

3. 制订相应的护理措施。

【实训小结】

1. 学生通过观看多媒体资料、教师示教、模拟操作训练、临床见习等，能发现病案中的关键护理问题。

2. 学生对待病人热情大方、认真负责。

3. 学生熟练掌握病人的护理方法、操作步骤及注意事项。

4. 学生能配合医生完成各种诊疗操作，并能正确完成各项护理记录。

（李　琴）

实训十 | 女性生殖内分泌疾病病人的护理

【实训目的】

1. 熟悉妇科常见内分泌疾病的临床表现及治疗要点。
2. 能够为妇科内分泌疾病病人列出主要护理诊断。
3. 学会为妇科内分泌疾病病人制订相应完整的护理措施。
4. 培养学生正确的临床思维能力和自主学习的能力。
5. 培养关爱女性的人文关怀精神,同时培养学生严谨求实的学习态度,学会关心、爱护、尊重病人。

【实训内容】

病案分析或医院妇科病房见习异常子宫出血病人的护理。

【实训方法】

1. 观看多媒体教学资料。
2. 病案讨论　学生角色扮演,分组讨论,教师巡回指导。
3. 临床见习　有条件见习者,到医院妇科病房选择合适的病例,临床教师带教讨论。

【相关知识点】

1. 疾病诊断三要素　病史、临床表现及辅助检查。
2. 异常子宫出血分为排卵性异常子宫出血和无排卵性异常子宫出血,无排卵性异常子宫出血好发于青春期和绝经过渡期妇女,最常见的症状为子宫不规则出血,出血期病人一般无下腹痛或其他不适。出血多或持续时间长者可继发贫血,大量出血易导致休克。基础体温呈单相型。B超检查生殖器官无异常。
3. 闭经分为原发性闭经和继发性闭经。继发性闭经常见,根据发病部位分为下丘脑性闭经(最常见)、垂体性闭经、卵巢性闭经、子宫性闭经和其他内分泌功能异常导致的闭经。雌、孕激素序贯试验后仍未见月经来潮可确诊为子宫性闭经。基础体温测定、血清激素测定等可了解卵巢功能。
4. 绝经综合征常见症状是月经紊乱和卵巢功能减退及雌激素不足引发的全身症状,如精神神经症状、血管舒缩症状、心血管症状、泌尿生殖道症状、骨质疏松等。可采用心理和药物综合治疗。注意对病人进行心理护理和健康指导。

【实训准备】

1. 环境准备　多媒体教室、示教室或实习医院妇科病房。

2. 学生准备　穿戴工作衣、帽，着装整洁，戴口罩、剪指甲、洗手，携带记录本、笔和实训报告本。

3. 病案资料　教学片或多媒体课件，真实、完整的临床病例。临床见习可直接采集病例资料。在示教室，课前选定 3 份病案（包括异常子宫出血、闭经、绝经综合征病例），参考病案如下：

病例 1：

小任，18 岁，高三学生，近 10d 来无明显诱因出现月经量增多，最多时每 30min 更换一次卫生巾，近 3d 感到头晕乏力。12 岁第一次来月经，25~45d 来一次，每次行经 5~7d，经量时多时少，无痛经。到医院检查，医生诊断为"无排卵性异常子宫出血；中度贫血"，开了处方让小任口服第三代短效避孕药止血。任母认为少女不能服用避孕药，小任认为学习紧张，也不愿请假回家休息。

请思考：

(1) 如何解释选择口服避孕药的原因及合理使用性激素的方法？

(2) 告诉小任此次出血停止后还需要继续治疗的原因。

(3) 请为小任实施正确的护理。

病例 2：

王某，女，16 岁，高中生，因月经尚未来潮就诊。查体：生命体征正常，发育正常，营养中等，神清。全身皮肤及黏膜无黄染。心肺听诊无异常。腹部检查未见异常。外阴检查：阴毛浓密，呈倒三角形分布。肛门检查：子宫前位，略小，活动好，无压痛，双附件未触及异常。

请思考：

(1) 小王最可能的医疗诊断是什么？

(2) 确诊后如何对她开展健康教育？

病例 3：

陈女士，51 岁，已婚，月经从 2 年前开始不规律，2~3 个月来一次，每次行经 8~10d，量不太多，每次来月经需要 1 包半卫生巾，一直未到医院看病。近 2 个月以来，时常感到心慌、前胸后背一阵阵发热和出汗、烦躁、失眠。因担心自己有严重病变来医院就诊。

请问：

(1) 陈女士最可能发生的情况？

(2) 确诊后如何对陈女士进行健康指导？

【实训步骤】

1. 多媒体演示　在理论课讲授完后（或讲授过程中），组织学生观看相关教学录像或多媒体课件。观看前提出具体要求，观看时及时讲解和补充内容，观看后及时反馈总结，让学生完成实训报告。

2. 病案讨论

(1) 熟悉讨论案例，分组讨论案例中提出的问题。

(2) 小组代表发言。

(3) 教师精讲点拨及总结。

3. 临床见习　授课期间定时组织学生分期分批到医院妇科病房见习。利用真实、完整的临床病例，在教师的指导下，了解病人的护理方法、护理操作步骤及注意事项，配合医生完成各种诊疗操作，达到实训操作要求。在教师的指导下，亲自采集病史、观察病情；对不同病人的评估资料进行整理分析，提出护理诊断，拟定护理措施。

【实训报告】

1. 列出讨论病案最可能的医疗诊断。

2. 列出主要的护理诊断。

3. 制订相应的护理措施。

【实训小结】

1. 学生通过观看多媒体资料、教师示教、模拟操作训练、临床见习等，能发现病案中的关键问题。

2. 学生对待病人热情大方、认真负责。

3. 学生熟练掌握病人的护理方法、操作步骤及注意事项。

4. 学生能配合医生完成各种诊疗操作，并能正确完成各项护理记录。

（田印华）

实训十一 | 子宫内膜异位症和子宫腺肌病病人的护理

【实训目的】

1. 熟悉子宫内膜异位症和子宫腺肌病的临床表现及治疗要点。
2. 能够为子宫内膜异位症和子宫腺肌病病人列出主要护理诊断。
3. 能够为子宫内膜异位症和子宫腺肌病病人制订护理措施。
4. 能够让学生具有关心关爱病人的人文关怀精神，同时培养学生保护病人隐私的职业道德。

【实训内容】

1. 病案分析或医院妇科病房见习子宫内膜异位症病人的护理。
2. 病案分析或医院妇科病房见习子宫腺肌病病人的护理。

【实训方法】

1. 观看多媒体教学资料。
2. 病案讨论　学生角色扮演，分组讨论，教师巡回指导。
3. 临床见习　有条件见习者，到医院妇科病房选择合适的病例，临床教师带教讨论。

【相关知识点】

1. 疾病诊断三要素　病史、临床表现及辅助检查。
2. 子宫内膜异位症（简称内异症）好发于生育年龄妇女，是目前常见妇科疾病之一。内异症最常见的种植部位为盆腔脏器和腹膜，其中以侵犯卵巢者最常见，其次是宫骶韧带、直肠子宫陷凹。继发性、进行性加重的痛经为子宫内膜异位症的典型症状。疼痛严重程度与病灶大小不一定成正比。妇科检查子宫后倾固定；直肠子宫陷凹、宫骶韧带触及痛性结节；卵巢子宫内膜异位囊肿发生时，在一侧或双侧附件可扪及与子宫相连的活动度差的囊性包块。腹腔镜检查是内异症诊断的最佳方法。根据病人年龄、症状、病变部位和范围及对生育要求等给予个体化治疗，包括期待疗法、药物治疗和手术治疗。卵巢子宫内膜异位囊肿直径>6cm者，应该选择手术治疗。腹腔镜是目前手术治疗内异症的主要手段。预防子宫内膜异位症发生的主要措施包括防止经血逆流、避免医源性异位内膜种植、适龄婚育和药物避孕等。

3. 子宫腺肌病多发生于 30~50 岁的经产妇。子宫腺肌病可分为弥漫型和局限型两种，弥漫型常见。主要症状是经量过多、经期延长和进行性加重的痛经。妇科检查子宫呈均匀增大或局限性结节隆起，质硬且有压痛，经期更甚。在腹腔镜下对可疑子宫肌层病变进行活检，可进行确诊。治疗方法的选择依据病人症状、年龄和生育要求而定。目前无根治性的有效药物。对症状严重、无生育要求或药物治疗无效者，可以进行子宫切除。

【实训准备】

1. 环境准备　多媒体教室、示教室或实习医院妇科病房。

2. 学生准备　穿戴工作衣、帽，着装整洁，戴口罩、剪指甲、洗手，携带记录本、笔和实训报告本。

3. 病案资料　教学片或多媒体课件，真实、完整的临床病例。临床见习可直接采集病例资料。在示教室，课前选定 2 份病案（包括子宫内膜异位症和子宫腺肌病病例），将学生分为若干小组，每组分发 1 份病案。参考病案如下：

病例 1：

郭女士，30 岁，因"经期腹痛逐渐加重 6 年，婚后 4 年未孕"入院。病人 6 年前出现经期腹痛，开始时尚能忍受，后来逐渐加重，现必须口服镇痛药来缓解疼痛，并且伴有下腹坠痛、性交痛及排便痛。月经周期、经量及经期无明显变化。病人 4 年前与丈夫结婚，性生活正常，婚后未避孕一直未怀孕，丈夫曾检查过精液常规，结果无异常。妇科检查：外阴已婚未产型，阴道通畅，宫颈正常大小、光滑；宫体后位，正常大小，质中，活动度好，无压痛。于子宫后壁近峡部可触及触痛结节，直径约 3cm，囊性，活动度差。双侧附件未触及包块，增厚明显，有触痛。B 超：子宫后壁近峡部探及 3.7cm×3.1cm×2.5cm 囊性包块，边界清晰，其内可见点状细小的絮状光点。CA125：96U/ml。

请思考：

(1) 该病人可能的医疗诊断是什么，为明确诊断，下一步还要做哪项检查？

(2) 对该病人最恰当的处理是什么？

(3) 请列出该病人现存的主要护理诊断，并制订护理计划。

病例 2：

雍女士，39 岁，因"经量增多、经期延长伴痛经进行性加重 3 年，头晕、乏力 3 个月"入院。病人平素月经规律，3 年前无明显诱因开始出现月经量多，约为原来的 1.5 倍，经期由原来 4~5d 延长至 8d 左右，并伴有痛经逐渐加重，现在严重影响工作和生活，需口服镇痛药缓解，3 个月前开始出现头晕及乏力。发病以来饮食、睡眠尚可，大小便正常，无明显体重减轻。妇科检查：外阴已婚已产型，阴道通畅，分泌物正常，宫颈正常大小，光滑，无宫颈举痛及摇摆痛，宫体后位，增大呈球形，如妊娠 2.5 个月大小，质硬，活动度好，后壁稍突出，有触痛，双侧附件区未触及明显异常。B 超：子宫水平位，12.9cm×11cm×8.7cm，轮廓清晰，肌壁回声不均，双侧附件区未探及异常。实验室检查：WBC 7.42×10^9/L，RBC 1.56×10^{12}/L，HB 70g/L。

请思考：

(1) 病人主要护理诊断有哪些？

（2）对该病人最恰当的处理是什么？请为病人制订护理计划。

【实训步骤】

1. 多媒体演示　在理论课讲授完后（或讲授过程中），组织学生观看相关教学录像或多媒体课件。观看前提出具体要求，观看时及时讲解和补充内容，观看后及时反馈总结，让学生完成相关疾病的护理报告。

2. 病案讨论

（1）熟悉讨论案例，分组讨论案例中提出的问题。

（2）小组代表发言。

（3）教师点评总结。

3. 临床见习　授课期间定时组织学生分期分批到医院妇科病房见习。利用真实、完整的临床病例，在教师的指导下，了解病人的护理方法、护理操作步骤，配合医生完成各种诊疗操作。在教师的指导下，亲自采集病史、观察病情；对不同病人的评估资料进行整理分析，提出护理诊断，拟定护理措施。

【实训报告】

1. 列出讨论病案中疾病最可能的医疗诊断。

2. 列出重要的辅助检查项目。

3. 列出主要的护理诊断。

4. 制订相应的护理措施。

【实训小结】

1. 学生通过观看多媒体资料、教师示教、模拟操作训练、临床见习等，能发现病案中的关键问题。

2. 学生对待病人热情大方、认真负责。

3. 学生熟练掌握病人的护理方法、操作步骤及注意事项，能配合医生完成各种诊疗操作，并能正确完成各项护理记录。

（热西旦阿依·艾合买提）

实训十二 | 女性生殖器官损伤性疾病病人的护理

【实训目的】

1. 能够对子宫脱垂、压力性尿失禁病人进行较全面的护理评估,指导病人积极参与治疗和护理活动。
2. 能说出子宫脱垂的分度。
3. 能说出子宫脱垂、压力性尿失禁的相关检查和非手术治疗方法。
4. 能说出子宫脱垂、压力性尿失禁病人的护理措施。
5. 学生态度端正,关心、体贴、爱护病人。

【实训内容】

1. 病案分析或医院妇科病房见习子宫脱垂病人的护理。
2. 病案分析或医院妇科病房见习压力性尿失禁病人的护理。

【实训方法】

1. 观看多媒体教学资料。
2. 病案讨论 学生角色扮演,分组讨论,教师巡回指导。
3. 临床见习 有条件见习者,到医院妇科病房选择合适的病例,临床教师带教讨论。

【相关知识点】

1. 子宫脱垂指子宫从正常位置沿阴道下降,宫颈外口达坐骨棘水平以下,甚至子宫全部脱出阴道口外,常伴有阴道前后壁膨出。子宫脱垂主要的病因是分娩损伤。长期腹压增加、先天性盆底组织发育不良、围绝经期或绝经期后也可出现子宫脱垂。以病人平卧位向下屏气状态时,子宫下降的最低点为分度标准,将子宫脱垂分为3度。Ⅰ度子宫脱垂病人多无自觉症状,Ⅱ、Ⅲ度子宫脱垂病人主要表现为下坠感及腰骶部酸痛,阴道肿物脱出,排尿及排便异常。应做好病人心理护理;指导病人加强营养,教会其做盆底肌肉、肛门肌肉的锻炼,以促进盆底功能恢复;教会病人正确使用子宫托的方法;做好术前准备、术后护理和出院指导。

2. 压力性尿失禁指腹压突然增高时导致尿液不自主流出。最典型的症状为腹压增加下的不自主溢尿。此外,还有尿急、尿频、急迫性尿失禁和排尿后膀胱区胀满感等症状。

应做好病人的心理护理、皮肤护理,指导病人进行盆底肌锻炼等。对手术病人做好术前、术后护理。

【实训准备】

1. 环境准备　多媒体教室、示教室或实习医院妇科病房。

2. 学生准备　穿戴工作衣、帽,着装整洁,戴口罩、剪指甲、洗手,携带记录本、笔和实训报告本。

3. 病案资料　教学片或多媒体课件,真实、完整的临床病例。临床见习可直接采集病例资料。在示教室,课前选定 2 份病案(包括子宫脱垂、压力性尿失禁病例),将学生分为若干小组,每组分发 1 份病案。参考病案如下:

病例 1:

王女士,76 岁,已婚,G_5P_4,18 年前发现外阴肿物,劳累时加重,休息后好转,未予特殊处理。1 年前发现肿物完全脱出于阴道口外,行走困难,咳嗽或打喷嚏时尿液失控流出,伴腰骶部酸胀感。妇科检查:外阴已婚已产型,子宫及阴道前后壁脱出阴道口外,宫颈上唇有一个约 1cm×0.6cm 大小的破溃面,下唇有一个 1cm×2cm 的破溃面。宫颈细胞学检查、宫颈活检及 B 超检查均无明显异常。

请思考:

(1) 该病人可能的疾病诊断是什么?

(2) 该病人患病的原因可能有哪些?

(3) 如何为该病人实施护理?

病例 2:

廖女士,55 岁,G_3P_3,近 2 年常在咳嗽、大笑、打喷嚏或做一般家务劳动时发生漏尿。病人感到尴尬、自卑,甚至影响了其正常生活和社会交往。

请思考:

(1) 根据所获得的病史资料,还需进一步询问病人哪些情况?

(2) 为明确诊断可做哪些相关检查?

(3) 列出目前病人主要的护理诊断?

(4) 如何为该病人实施护理?

【实训步骤】

1. 多媒体演示　在理论课讲授完后(或讲授过程中),组织学生观看相关教学录像或多媒体课件。观看前提出具体要求,观看时及时讲解和补充内容,观看后及时反馈总结,让学生完成相关疾病的护理报告。

2. 病案讨论

(1) 熟悉讨论案例,分组讨论案例中提出的问题。

(2) 小组代表发言。

(3) 教师点评总结。

3. 临床见习　授课期间定时组织学生分期分批到医院妇科病房见习。利用真实、完整的临床病例,在教师的指导下,了解病人的护理方法、护理操作步骤及注意事项,配合医生完成各种诊疗操作,达到实训操作要求。在教师的指导下,亲自采集病史、观察病情;对不同病人的评估资料进行整理分析,提出护理诊断,拟定护理措施。

【实训报告】

1.列出讨论病案中病人最可能的医疗诊断。
2.写出该病的相关检查方法。
3.列出主要的护理诊断。
4.制订相应的护理措施。
5.写出子宫托、盆底肌锻炼的具体实施方法。

【实训小结】

1.学生通过观看多媒体资料、教师示教、模拟操作训练、临床见习等,能发现病案中的关键问题。
2.学生对待病人热情大方、认真负责。
3.学生熟练掌握病人的护理方法、操作步骤及注意事项,能配合医生完成各种诊疗操作,并能正确完成各项护理记录。
4.学生通过本次实训,能够理解医务人员严谨的工作态度和规范的临床操作(尤其是产科操作)是预防生殖系统损伤发生的关键因素,从而懂得如何有效避免损伤的发生。

(王钰姗)

实训十三 ｜ 不孕症妇女的护理

【实训目的】

1. 熟悉女性不孕症常用的辅助检查方法和注意事项。

2. 能够较全面地对不孕症女性进行护理评估，并协助医生诊疗。

3. 培养学生正确的临床思维能力和自主学习的能力。

【实训内容】

病案分析或医院妇科病房见习不孕症女性的护理。

【实训方法】

1. 观看多媒体教学资料。

2. 病案讨论　学生角色扮演，分组讨论，教师巡回指导。

3. 临床见习　有条件见习者，到医院妇科病房选择合适的病例，临床教师带教讨论。

【相关知识点】

不孕症是一种由多种病因导致的生育障碍状态，是生育期夫妇的生殖健康不良事件。女性无避孕性生活至少 12 个月而未孕称为不孕症。不孕症可分原发性和继发性两类，其中未避孕且从未妊娠者称为原发性不孕，既往曾有过妊娠史而后不孕者称为继发性不孕。盆腔因素是女性不孕的最常见原因。评估不孕原因时，应对夫妻双方进行全面有序的检查，包括了解既往史、家族史、婚育史、月经史，进行全身体格检查，生殖器检查除畸形和病变外，男方重点查精液常规，女方需进行：①卵巢功能检查；②输卵管通畅检查；③宫腔镜检查；④腹腔镜检查；⑤性交后精子穿透力试验；⑥免疫检查等。不孕症病人的主要护理诊断包括焦虑、自尊紊乱、知识缺乏等。护理要点包括提供心理支持，协助进行诊断和对症治疗，给予必要的健康指导。

【实训准备】

1. 环境准备　多媒体教室、示教室或实习医院妇科病房。

2. 学生准备　穿戴工作衣、帽，着装整洁，戴口罩、剪指甲、洗手，携带记录本、笔和实训报告本。

3. 病案资料　教学片或多媒体课件，真实、完整的临床病例。临床见习可直接采集病例资料。在示教室，课前选定 1 份病案，将学生分为若干小组。示教教师将实训目的讲解清楚，通过学生的学习、分析、讨论、总结，得出护理诊断，以实训报告的形式，制订出护理目标和护理措施。结束后，由指导教师和实习组长进行评价。参考病案如下：

刘女士，35 岁，公务员。主诉因婚后性生活正常，4 年未孕就诊。病人性生活正常，未避孕，未怀孕。月经史：平素月经规律，$13\dfrac{5\sim7}{28\sim30}$，LMP：2023 年 10 月 9 日。生育史：0-0-0-0。体格检查：乳房及第二性征发育正常，无泌乳。妇科检查：外阴发育正常，已婚未产型，阴毛分布正常，阴道通畅，分泌物少，白色，无异味。宫颈正常大小、光滑、无举痛及摇摆痛，宫体前位，正常大小，质中，活动度好，无压痛，双侧附件区未触及明显异常。

请思考：

(1) 刘女士的医疗诊断是什么？

(2) 为明确病因，还应做哪些护理评估和辅助检查？

(3) 请列出刘女士现存的主要护理诊断，并制订护理计划。

【实训步骤】

1. 多媒体演示　在理论课讲授完后（或讲授过程中），组织学生观看相关教学录像或多媒体课件。观看前提出具体要求，观看时及时讲解和补充内容，观看后及时反馈总结，让学生完成相关疾病的护理报告。

2. 病案讨论

(1) 熟悉讨论案例，分组讨论案例中提出的问题。

(2) 小组代表发言。

(3) 教师点评总结。

3. 临床见习　授课期间定时组织学生分期分批到医院妇科病房见习。利用真实、完整的临床病例，配合医生完成各种诊疗操作，达到实训操作要求。在教师的指导下，亲自采集病史、观察病情；对不同病人的评估资料进行整理分析，提出护理诊断，拟定护理措施。

【实训报告】

1. 列出讨论病案中疾病最可能的医疗诊断。

2. 列出重要的辅助检查项目。

3. 列出主要的护理诊断。

4. 制订相应的护理措施。

【实训小结】

1. 学生通过观看多媒体资料、教师示教、模拟操作训练、临床见习等，能发现病案中的关键问题。

2. 学生对待病人耐心热情、认真负责。

3. 学生熟练掌握病人的护理方法，能配合医生完成各种诊疗操作，并能正确完成各项护理记录。

（张佳媛）

实训十四 ｜ 生育调节及相关措施的应用护理

一、宫内节育器放置和取出术及护理配合

【实训目的】

1. 能够说出宫内节育器放置术和取出术的术前准备、手术过程及注意事项。
2. 能配合医生进行宫内节育器放置术和取出术，并对受术者进行健康指导。

【实训内容】

1. 宫内节育器放置术及护理配合。
2. 宫内节育器取出术及护理配合。

【实训方法】

1. 实训室示教或观看多媒体教学资料。
2. 学生在示教室角色扮演，分组练习，教师巡回指导。
3. 临床见习。

【相关知识点】

放置宫内节育器是一种安全、有效、简便、经济、可逆的避孕方法，具有对精子和胚胎的毒性作用及干扰受精卵着床的作用。带铜和药物缓释节育器能持续释放铜离子和孕激素，增强避孕效果，为我国育龄妇女所接受并广泛使用。

【实训准备】

1. 宫内节育器放置术　用物准备：阴道窥器 1 个、宫颈钳 1 把、子宫探针 1 个、卵圆钳 2 把、放环器 1 个、剪刀 1 把、弯盘 1 个、洞巾 1 块、无菌手套 1 副、棉球若干、宫内节育器 1 个、0.5% 聚维酮碘液。

2. 宫内节育器取出术　用物准备：基本同 IUD 放置术，将放环器改为取环钩，外加血管钳 1 把。

3. 环境准备　手术室严格消毒灭菌；进入手术室人员在指定的地点更换专用衣、帽、鞋；手术室空气、物表、器械严格按规定消毒。

【实训步骤】

（一）操作步骤

1. 宫内节育器放置术

（1）核对解释：核对姓名、手术名称，测量体温，评估受术者全身及专科情况，并做好解释。

（2）安置体位：受术者排尿后取膀胱截石位。

（3）消毒铺巾：双合诊检查子宫大小、位置及附件情况。常规消毒外阴、阴道，铺无菌巾。

（4）探测宫腔：阴道窥器暴露宫颈后消毒宫颈与宫颈管，以宫颈钳夹持宫颈前唇，用子宫探针顺子宫位置探测宫腔深度。

（5）放置节育器：根据探测的宫腔深度，配合手术者选择相应型号的节育器，并给受术者辨认。将节育器放于放环器上，轻轻送达至宫腔底。有尾丝的 IUD 在距宫颈外口 2cm 处剪断尾丝。

（6）观察无出血，取下器械。术毕。

（7）观察记录：填写手术记录。术后留在观察室观察 2h，无异常方可离开。

2. 宫内节育器取出术

（1）核对解释：核对姓名、手术名称，评估受术者全身及专科情况，并做好解释。

（2）透环检查：取器前通过查看尾丝，行 B 超或 X 线检查，确定宫腔内有无 IUD 及其类型。

（3）安置体位、消毒铺巾、双合诊复查子宫附件、探测宫腔同宫内节育器放置术。

（4）取出节育器：有尾丝者，用血管钳夹住尾丝轻轻牵引取出。无尾丝者，用子宫探针查清节育器位置后，用取环钩或取环钳将节育器取出。术毕。

（5）观察记录：填写手术记录。受术者在休息室观察无异常即可离院。

（二）注意事项

1. 严格无菌操作，防止宫内感染。动作轻柔、技术熟练。

2. 对哺乳期妇女及瘢痕子宫受术者等特殊情况，应小心谨慎，防止子宫穿孔。

3. 取环时切忌动作粗暴、生拉硬拽，以免造成脏器损伤和大出血。牵拉过程中发生尾丝断裂时，改用血管钳夹取。

4. 取器困难者可在超声下进行操作，必要时在宫腔镜下取出。

5. 取出节育器后应指导妇女落实其他避孕措施。

【实训报告】

写出宫内节育器放置术和取出术的目的、准备工作、操作步骤和注意事项。

【实训小结】

1. 学生通过观看多媒体资料、教师示教、模拟操作训练、临床见习等，能与受术者进行良好沟通。

2. 学生熟练掌握宫内节育器放置术与取出术的操作步骤及注意事项。

3. 学生能配合医生完成宫内节育器放置与取出手术操作,并能正确完成各项护理记录。

二、人工流产手术及护理配合

【实训目的】

1. 能够说出人工流产负压吸引术和钳刮术的术前准备、手术过程及注意事项。
2. 能配合医生进行人工流产手术,并能对受术者进行健康指导。

【实训内容】

人工流产负压吸引术和钳刮术及护理配合。

【实训方法】

1. 实训室示教或观看多媒体教学资料。
2. 临床见习 分组到妇产科门诊手术室观摩人工流产手术。

【相关知识点】

人工流产是避孕失败的补救措施,包括负压吸引术和钳刮术。前者适用于妊娠10周以内者,后者适用于妊娠10~14周者。较药物流产痛苦大,并发症多。

【实训准备】

1. 用物准备 阴道窥器1个、消毒钳1把、宫颈钳1把、宫腔探针1根、宫颈扩张器1套、吸宫头6~8号各1根、连接胶管1根、小头有齿环钳1把、刮匙1把、治疗碗1个、弯盘1个、小药杯1只、过滤网1个、手套1双、双层大包布1块、孔巾1块、脚套2只、长棉签2根、干纱布、棉球若干、缩宫素20U、阿托品0.5mg、人工流产负压吸引器1台、多媒体资料、计划生育模型。

2. 环境准备 人工流产手术室严格消毒灭菌;进入手术室人员在指定的地点更换专用衣、帽、鞋;手术室空气、物表、器械严格按规定消毒。

【实训步骤】

(一) 操作步骤

1. 负压吸引术

(1) 核对解释:核对姓名、手术名称,评估受术者全身及专科情况,并做好解释。

(2) 安置体位:受术者排尿后取膀胱截石位。

(3) 消毒铺巾:常规消毒外阴、阴道、铺巾。双合诊复查子宫位置、大小及附件情况。

(4) 探测宫腔:阴道窥器扩张阴道,消毒阴道及宫颈管,用宫颈钳夹持宫颈前唇,用探针探测宫腔方向及深度。

（5）扩张宫颈：根据宫腔大小选择吸管。用宫颈扩张器由小号到大号循序渐进扩张宫颈管至比选用吸头大半号或1号。

（6）负压吸引：按孕周及宫腔大小给予负压，一般控制在400~500mmHg，按顺时针方向吸宫腔1~2圈。感到宫壁粗糙，提示组织吸净，此时将橡胶管折叠，取出吸管。再用小号刮匙轻轻搔刮宫底及两侧宫角，检查宫腔是否吸净。必要时重复用吸宫头吸引宫腔1圈。

（7）检查宫腔：用探针复测子宫深度，观察有无活动性出血，取下宫颈钳。术毕。

（8）过滤绒毛：用纱布或专用滤网过滤全部吸出物，检查有无绒毛，未见绒毛需送病理检查。

（9）观察记录：填写手术记录。受术者应在观察室卧床休息1h。告知受术者术后注意事项。

2. 钳刮术

（1）~（4）同负压吸引术。充分扩张宫颈管，可用橡胶导尿管于术前12h插入宫颈管内，手术前取出；也可术前口服、肌内注射或阴道放置扩张宫颈药物，如前列腺素制剂，可使宫颈扩张、软化；术中用宫颈扩张器扩张宫颈管。

（5）钳取妊娠物：用小号有齿弯卵圆钳顺着子宫弯曲度进入宫腔，钳夹胎儿及胎盘，待大块组织钳夹干净后，再用吸宫头吸净宫内残留物。

（6）复查宫腔：宫腔迅速缩小，出血减少，吸出血液为泡沫状，证明已吸干净。

（7）检查刮出物：拼凑胎儿碎块，见头、四肢、胸廓、脊柱及胎盘，证明钳夹干净，刮出物送病理检查。

（二）注意事项

1. 严格遵守无菌操作，防止宫内感染。

2. 动作轻柔、技术熟练，术前一定查清子宫位置、大小、屈向。

3. 对哺乳期子宫及瘢痕子宫等特殊情况，应小心谨慎，防止子宫穿孔。

4. 吸管进出宫腔时，一定要关闭负压或将连接胶管折叠，防止损伤宫颈管内膜，造成术后粘连。

5. 过滤吸出物与孕周不符时，应及时查明原因。刮出物常规送病理检查。

【实训报告】

写出人工流产负压吸引术和钳刮术的目的、准备工作、操作步骤和注意事项。

【实训小结】

1. 学生通过观看多媒体资料、教师示教、模拟操作训练、临床见习等，养成对待病人热情大方、认真负责的态度。

2. 学生熟练掌握人工流产手术的操作步骤及注意事项。

3. 学生能配合医生完成人工流产手术操作，并能正确完成各项护理记录。

三、中期妊娠引产术及护理配合

【实训目的】

1. 能够说出依沙吖啶引产的术前准备、手术过程及注意事项。
2. 能配合医生进行依沙吖啶引产术，并能对受术者进行健康指导。

【实训内容】

依沙吖啶引产术及护理配合。

【实训方法】

1. 实训室示教或观看多媒体教学资料。
2. 临床见习　分组到妇产科病房观摩依沙吖啶引产手术。

【相关知识点】

1. 依沙吖啶又名利凡诺，是一种强力杀菌剂，注入羊膜腔内或羊膜外宫腔内，药物经胎儿吸收后，损伤胎儿主要生命器官，使胎儿中毒死亡；可使胎盘变性坏死，刺激子宫收缩，最后娩出胎儿，达到终止妊娠的目的。是目前常用的引产方法，有效率达 90%~100%。
2. 适用于妊娠≥14 周至<28 周，患有严重疾病不宜继续妊娠而无禁忌证者。

【实训准备】

1. 实训物品　①羊膜腔内注入法无菌器械包：无齿卵圆钳 2 把、弯盘 1 个、药杯 1 个、7~9 号腰椎穿刺针 1 个、5ml 及 20ml 注射器各 1 副、针头 2 个。②羊膜腔外注入法无菌器械包：无齿长镊子 1 把、阴道窥器 1 个、宫颈钳 1 把、敷料镊 2 把、橡胶导尿管 1 根、5ml 及 20ml 注射器各 1 个。③手套及无菌布类：手套 1 双、双层大包布 1 块、孔巾 1 块、干纱布、棉球若干。④常规消毒溶液棉球。⑤常备药物：依沙吖啶 50~100mg/ 次、注射用水 10ml。⑥实训媒体：多媒体资料。

2. 环境准备　手术室严格消毒灭菌；进入手术室人员在指定的地点更换专用衣、帽、鞋；手术室空气、物表、器械严格按规定消毒。

【实训步骤】

（一）操作步骤

1. 核对解释　核对床号、姓名、手术名称，评估受术者全身及专科情况，并做好解释。
2. 羊膜腔内注入法　孕妇排尿后取仰卧位，常规消毒腹部皮肤，铺无菌巾。穿刺点用 0.5% 利多卡因行局部浸润麻醉，用腰椎穿刺针垂直刺入腹壁，穿刺阻力第一次消失表示进入腹腔，继续进针又有阻力表示进入子宫壁，阻力再次消失表示进入羊膜腔。腰椎穿刺针进入羊膜腔内后，拔出针芯，见羊水溢出，接上注射器抽出少量羊水，注入 0.2% 依沙叮啶(利凡诺)液。拔出穿刺针,局部消毒,纱布压迫数分钟后,胶布固定。

3. 羊膜腔外注入法 孕妇排尿后取膀胱截石位,常规消毒外阴阴道,铺无菌巾。阴道窥器暴露宫颈及阴道,再次消毒,用宫颈钳钳夹宫颈前唇,用敷料镊将无菌导尿管送入子宫壁与胎囊间,将依沙叮啶(利凡诺)液由导尿管注入宫腔。折叠并结扎外露的导尿管,放入阴道穹隆部,填塞纱布。24h 后取出纱布及导尿管。

(二)**注意事项**

1. 严格遵守无菌操作,防止宫内感染。

2. 依沙叮啶通常应用剂量为 50~100mg,不超过 100mg。

3. 羊膜腔外注药时,避免导尿管接触阴道壁,防止感染。

4. 注药 24~48h 后可有体温升高,但不超过 38℃,胎儿排出后体温很快下降。

5. 保持外阴清洁,防止产后感染。

6. 妊娠月份大的产妇引产后出现泌乳,指导其及时采取退奶措施。

【实训报告】

写出依沙叮啶引产术的目的、准备工作、操作步骤和注意事项。

【实训小结】

1. 学生通过观看多媒体资料、教师示教、模拟操作训练、临床见习等,养成对待病人热情大方、认真负责的态度。

2. 学生能熟练掌握中期妊娠引产的操作步骤及注意事项。

3. 学生能配合医生完成依沙叮啶中期妊娠引产手术操作,并能正确完成各项护理记录。

四、输卵管绝育术及护理配合

【实训目的】

1. 能够说出经腹输卵管结扎术和经腹腔镜输卵管绝育术的术前准备、手术过程及注意事项。

2. 能配合医生进行输卵管绝育术,并能对受术者进行健康指导。

【实训内容】

输卵管绝育术及护理配合。

【实训方法】

1. 观看多媒体教学资料。

2. 临床见习 分组到妇产科门诊手术室观摩经腹输卵管结扎术和经腹腔镜输卵管绝育术。

【相关知识点】

女性绝育术是用手术或药物的方法，使妇女达到永久性不生育的目的。输卵管绝育术是普遍采用的方法，通过手术结扎输卵管或药物粘堵输卵管等方法，阻断精子与卵子相遇而达到绝育目的，是一种安全、永久性节育措施。若受术者要求生育时，可行输卵管吻合术。输卵管绝育术主要有经腹输卵管结扎术和经腹腔镜输卵管绝育术。

【实训准备】

1. 实训物品 ①经腹输卵管结扎术无菌器械包：甲状腺拉钩 2 把、卵圆钳 1 把、无齿弯头卵圆钳 1 把（或输卵管钩 1 把或指板 1 个）、巾钳 4 把、直止血钳 4 把、弯止血钳 4 把、鼠齿钳 2 把、弯蚊钳 2 把、持针钳 1 把、中号无齿镊 2 把、短无齿镊 1 把、短有齿镊 1 把、组织剪及线剪各 1 把、刀柄 2 把、圆刀片及尖片各 1 个、10ml 注射器 1 个、弯盘 1 个、小药杯 2 个、6×14 弯圆针 3 个、9×24 弯圆针及弯三角针各 1 个、4 号和 0 号丝线各 1 团。②经腹腔镜输卵管绝育术无菌器械包：除一般腹腔镜器械、穿刺套管针直径为 10~12mm 外，套扎法需备双环套扎器 1 把、硅橡胶环 2 只；钳夹法需备上夹器 1 把、弹簧夹 2 只；电凝法需备双极电凝镊 1 把。③手套及无菌布类：手套 4 双、腹部手术布类包 1 个。④常规消毒溶液棉球。⑤常备药物：局部麻醉药物、抢救药物。⑥实训媒体：多媒体资料。

2. 环境准备 手术室严格消毒灭菌；进入手术室人员在指定的地点更换专用衣、帽、鞋；手术室空气、物表、器械严格按规定消毒。

【实训步骤】

（一）操作步骤

1. 经腹输卵管结扎术手术步骤

（1）受术者排空膀胱，取仰卧位，留置导尿管。

（2）手术野常规消毒、铺巾。下腹切口部位用 0.5%~1% 盐酸普鲁卡因做局部浸润麻醉。取下腹正中耻骨联合上 3~4cm 处，作约 2cm 长纵切口；产妇则在宫底下方 2cm 处切开，逐层进入腹腔。

（3）寻找提取输卵管：是手术的主要环节。可用卵圆钳夹取法先将一侧输卵管提出至切口外。亦可用指板法或吊钩法提取输卵管。

（4）辨认输卵管：用鼠齿钳夹持输卵管，再用两把无齿镊交替依次夹取输卵管，见到输卵管伞端后证实为输卵管，并检查卵巢情况。

（5）结扎输卵管：输卵管结扎方法有抽芯包埋法、输卵管钳夹法和输卵管折叠结扎切除法。抽芯包埋法具有血管损伤少、并发症少、成功率高等优点，目前广泛应用。确认输卵管后用两把鼠齿钳夹持输卵管，于输卵管峡部浆膜下注入利多卡因使浆膜膨胀，切开膨胀的浆膜层，用弯蚊钳游离输卵管，剪除输卵管约 1cm 长，结扎输卵管两侧断端，然后缝合浆膜层，将近端包埋于输卵管系膜内，远端留于系膜外。同法处理对侧输卵管。

（6）检查无出血点，清点器械、纱布无误后，逐层缝合腹壁关腹。术毕。

2.经腹腔镜输卵管绝育术手术步骤

（1）受术者取头低仰卧位，局麻、硬膜外麻醉或全身麻醉。

（2）常规消毒腹部皮肤，于脐孔下缘做 1cm 小切口，将气腹针插入腹腔，充 CO_2 2~3L，然后插入套管针放置腹腔镜。

（3）在腹腔镜直视下用弹簧夹钳夹或硅胶环套于输卵管峡部，以阻断输卵管通道。也可采用双极电凝烧灼输卵管峡部 1~2cm。同法处理另一侧输卵管。

（4）尽量排出腹腔内气体，取出套管，缝合腹壁切口。

（二）注意事项

1.术前将手术适应证、禁忌证、手术方法及可能的并发症等交代清楚，取得受术者的知情同意及配合。

2.按妇科腹部手术进行术前准备。

3.严格遵守无菌操作，防止感染。

4.术后静卧 4~6h 后可下床活动。术后密切观察生命体征、腹痛情况、腹腔内出血或脏器损伤征象。

【实训报告】

写出输卵管绝育术的目的、准备工作、操作步骤和注意事项。

【实训小结】

1.学生通过观看多媒体资料、教师示教、模拟操作训练、临床见习等，能与受术者顺利沟通，取得其配合。

2.学生熟练掌握输卵管绝育术的操作步骤及注意事项。

3.学生能配合医生完成输卵管绝育手术操作，并能正确完成各项护理记录。

（韩 丽）

实训十五 | 职业妇女劳动保护

【实训目的】

1. 能说出职业妇女各生理时期的保健要点。
2. 培养学生树立职业妇女劳动保护的意识。

【实训内容】

1. 案例分析职业妇女劳动保护。
2. 案例分析各期妇女保健的内容。

【实训方法】

1. 复习相关知识并引出案例。
2. 学生针对案例,进行分组讨论,并发表观点。
3. 老师总结点评,学生写出实训报告。

【相关知识点】

妇女保健工作的意义是促进妇女身心健康和生殖健康,提高人口素质,促进家庭、社会的稳定和社会发展。妇女保健工作的任务特别是妇女各期保健十分重要,普查普治妇科病目的是确保妇科常见病、多发病早发现、早诊断、早治疗。熟悉常用统计方法,并利用统计方法进行统计和分析,为防治计划提供有力依据。生殖健康是指在生命所有各个阶段的生殖功能和生命全过程中,身体、心理和社会适应的完好状态,而不仅仅没有疾病和虚弱。生殖健康是人类共同追求的健康目标,生殖健康包含享受满意和安全的性生活,知情选择并可获得有效、安全的避孕方法,根据自己意愿选择是否生育及生育时间,获得健康下一代等。护理人员应积极做好生殖健康服务工作。

【实训准备】

1. 环境准备　多媒体教室、示教室或实习医院妇科病房。
2. 学生准备　穿戴工作衣、帽,着装整洁,戴口罩、剪指甲、洗手,携带记录本、笔和实训报告本。
3. 案例资料　教学片或多媒体课件,真实、完整的案例。在示教室,课前选定1份案

例,将学生分为相应若干小组,每组分发1份案例。参考案例如下:

基本案情:孙某于2023年3月20日入职某公司,任前台兼行政、档案管理员。2023年10月14日,孙某前往医院进行孕期检查,于当天下午通过微信向行政主管告知因需要再次抽血检查,要求2023年10月15日请假,并称已向公司法定代表人电话请示,请假单及相关证明于2023年10月15日提交。行政主管表示同意。2023年10月16日上午孙某通过微信向行政主管发送请假条及病假证明书照片,并通过其他同事将请假条及病假证明书原件交给行政主管。2023年10月16日17时左右,行政主管向孙某发送微信,内容为"……由于你2023年10月14日下午及15日未按规定办理请假手续无故旷工……根据本司规定,决定自2023年10月16日起对你做辞退处理……"经劳动仲裁,某公司不服诉至法院。

裁判结果:法院认为,孙某在2023年10月14日及10月15日两天前往医院产检,已及时通过微信向行政管理人员报告,并提交请假单及病假证明书照片,已尽告知及请假义务。《女职工劳动保护特别规定》第六条第三款规定,怀孕女职工在劳动时间内进行产前检查,所需时间计入劳动时间。因此,孙某10月14、15日产检应计入劳动时间。公司对孙某产检情况知悉的情况下认为孙某该两天属于旷工缺乏依据,法院不予采纳。公司以此为由解除与孙某的劳动关系没有依据,属于违法解除,应向孙某支付违法解除劳动关系赔偿金。

请思考:

(1) 该公司是否有权力对孙某进行辞退?

(2) 孙某的请假要求是否合理?

(3) 各期妇女保健的内容有哪些?

【实训步骤】

1. 多媒体演示　在理论课讲授完后(或讲授过程中),组织学生观看相关教学录像或多媒体课件。观看前提出具体要求,观看时及时讲解和补充内容,观看后及时反馈总结,让学生完成相关实训报告。

2. 案例讨论

(1) 熟悉讨论案例,分组讨论案例中提出的问题。

(2) 小组代表发言。

(3) 教师点评总结。

3. 临床见习　授课期间定时组织学生分期分批到医院妇科病房见习。利用真实、完整的临床病例,在教师的指导下,了解女性不同时期的保健方法及注意事项,配合医生完成各期保健,达到实训操作要求。在教师的指导下,亲自采集病史、观察病情;对不同病人的评估资料进行整理分析,提出护理诊断,拟定护理措施。

【实训报告】

1. 认真阅读《中华人民共和国妇女权益保障法》和《中华人民共和国劳动合同法》,摘出与职业妇女保护相关的法律条文。

2.将实训讨论的问题以书面形式作出回答。

【实训小结】

1.通过本次案例分析,你掌握的内容有哪些?
2.总结职业妇女劳动保护的内容。

（刘　娟）

实训十六 │ 妇科常用护理技术

【实训目的】

1. 能熟练进行外阴冲洗/消毒、会阴擦洗、阴道冲洗/灌洗、会阴湿热敷、坐浴、宫颈/阴道上药等妇科护理操作。

2. 能说出妇科护理操作技术的适应证及护理要点。

3. 态度端正，操作轻柔，流程清楚，动作规范。关心、体贴、爱护病人，保护病人隐私。

【实训内容】

1. 外阴冲洗/消毒操作。

2. 会阴擦洗操作。

3. 阴道冲洗/灌洗操作。

4. 会阴湿热敷操作。

5. 坐浴操作。

6. 宫颈/阴道上药操作。

【实训方法】

1. 实训室示教或观看多媒体教学资料。

2. 学生在示教室分组操作，教师巡回指导；或安排临床见习。

3. 小组测评，组内互评，组外交流，教师总结点评。随堂考试，记录成绩。

【相关知识点】

外阴冲洗/消毒、会阴擦洗、阴道冲洗/灌洗、会阴湿热敷、坐浴、宫颈/阴道上药等操作是妇产科临床最常用的专科护理操作，能促进病人舒适，防治泌尿系统及生殖系统的感染，促进会阴切口愈合。

【实训准备】

1. 外阴冲洗/消毒　实训物品：①用物：外阴冲洗（消毒）包1个（内有无菌弯盘2个、无菌干纱球及无菌纱布、无菌镊子或无菌卵圆钳2把）、一次性手套2副、无菌治疗巾1块、橡胶中单1块、一次性臀垫1块、冲洗壶2个（分别内盛39~41℃温开水及0.5%碘伏溶液)、便盆 1 个。②常用溶液：0.2% 肥皂液、0.5% 碘伏溶液。③实训媒体：多媒体资料、妇科检查模型。

2. 会阴擦洗　实训物品：①用物：会阴擦洗包 1 个（内有无菌弯盘 2 个、无菌镊子 2 把、无菌干纱布、无菌干棉球若干）、一次性手套 1 副、橡胶中单 1 块、一次性臀垫 1 块、便盆 1 个、屏风 1 个。②常用溶液：0.5% 碘伏溶液、1∶5 000 高锰酸钾溶液等。③实训媒体：多媒体资料、妇科检查模型。

3. 阴道冲洗/灌洗　实训物品：①用物：消毒灌洗筒 1 个、橡胶管 1 根（橡胶管上有控制冲洗压力和流量的调节开关）、灌洗头 1 个、弯盘 1 个、窥阴器 1 个、卵圆钳 1 把、无菌干棉球、无菌干纱布、一次性手套 1 副、橡胶中单 1 块、一次性臀垫 1 块、水温计 1 个、输液架 1 个、便盆 1 个。②常用溶液：0.02% 碘伏溶液、0.1% 苯扎溴铵（新洁尔灭）溶液、生理盐水（41~43℃）、2%~4% 碳酸氢钠溶液、1% 乳酸溶液、4% 硼酸溶液、0.5% 醋酸溶液、1∶5 000 高锰酸钾溶液等。③实训媒体：多媒体资料、妇科检查模型。

4. 会阴湿热敷　实训物品：①用物：会阴擦洗包 1 个（内有无菌弯盘 2 个、无菌镊子 2 把、无菌纱布若干）、医用凡士林、棉布垫 1 块、热源（热水袋或电热宝等）、红外线灯、橡胶中单 1 块、一次性臀垫 1 块、屏风 1 个。②常用溶液：煮沸的 50% 硫酸镁溶液、95% 乙醇等。③实训媒体：多媒体资料、妇科检查模型。

5. 坐浴　实训物品：①用物：坐浴盆 1 个、30cm 高坐浴架 1 个、无菌纱布 2 块、水温计 1 个。②常用溶液：0.5%~1% 乳酸溶液、1% 乳酸、1∶5 000 高锰酸钾溶液、2%~4% 碳酸氢钠溶液、1∶1 000 苯扎溴铵（新苯扎氯铵）溶液、0.02% 碘伏溶液、洁尔阴等。③实训媒体：多媒体资料。

6. 宫颈/阴道上药　实训用物：①用物：阴道灌洗用物 1 套、阴道窥器 1 个、长短镊子各 1 把、无菌干棉球、无菌长棉签、带尾线大棉球或纱布、一次性无菌手套 1 副，橡胶中单 1 块、一次性臀垫 1 块。②常用药物：甲硝唑片、20%~50% 硝酸银溶液、1% 甲紫溶液、各种喷雾剂及阴道栓剂、片剂等。③实训媒体：多媒体资料、妇科检查模型。

【实训步骤及操作评分标准】

一、外阴冲洗/消毒

（一）操作步骤（产时会阴消毒详见助产学和产科护理学教材）

1. 备齐并检查用物，核对病人，解释外阴冲洗/消毒的目的及配合方法，以取得病人的理解和配合。

2. 嘱病人排空膀胱，遮挡病人，铺好橡胶中单。

3. 协助病人仰卧于检查床，双腿屈曲分开（或取膀胱截石位），充分暴露外阴部，臀下置便盆及一次性臀垫。戴手套。

4. 用无菌纱布蘸取肥皂液，双镊（钳）操作擦洗外阴部，遵循自上而下、由外向内的原则，擦洗顺序是：阴阜、大腿内上 1/3、大阴唇、小阴唇、会阴体至肛周。

5. 用无菌干纱球堵住阴道口，用温开水冲掉肥皂液。

6. 取下阴道口纱球，更换手套。

7. 用无菌纱布擦干,遵循自上而下、由内向外的原则,顺序为:小阴唇、大阴唇、阴阜、大腿内上 1/3、会阴体至肛周。

8. 再用 0.5% 碘伏消毒,顺序同 7。

9. 撤去臀下便盆及一次性臀垫,垫无菌卫生巾于臀下。

10. 整理用物,告知注意事项。

(二)操作评分标准

项目		技术要求	分值	得分
操作前准备	20 分	用物准备: (1)物品:外阴冲洗(消毒)包 1 个(内有无菌弯盘 2 个、无菌干纱球及无菌纱布、无菌镊子或无菌卵圆钳 2 把)、一次性手套 2 副、无菌治疗巾 1 块、橡胶中单 1 块、一次性臀垫 1 块、冲洗壶 2 个(分别内盛 39~41℃温开水及 0.5% 碘伏溶液)、便盆 1 个 (2)常用溶液:0.2% 肥皂液、0.5% 碘伏溶液	5	
		环境准备:室内安静、整洁,光线充足,温度、湿度适宜,酌情关闭门窗或屏风遮挡	2	
		护士准备: (1)素质要求:衣帽整洁、态度和蔼、语言流畅、面带微笑 (2)核对床号、姓名 (3)评估病人:①身体状况;②阴道清洁度及外阴皮肤情况,做操作前解释工作 (4)向病人解释会阴冲洗/消毒的目的及配合方法 (5)洗手、戴口罩	8	
		病人准备:排空膀胱,适当遮挡,仰卧于检查床上,双膝屈曲向外分开(或取膀胱截石位),暴露外阴部	5	
操作步骤	60 分	1. 备齐并检查用物,携用物至病人床旁	4	
		2. 再次核对,做好解释工作	4	
		3. 洗手、戴口罩	4	
		4. 置便盆及一次性臀垫于臀下。戴手套	4	
		5. 用无菌纱布蘸取肥皂液,两手各持 1 把镊(钳)子,其中一把用于夹取肥皂纱布,另一把接过该纱布进行擦洗	6	
		6. 遵循自上而下、由外向内的原则,按顺序擦洗:阴阜、大腿内上 1/3、大阴唇、小阴唇、会阴体至肛周	8	
		7. 用无菌干纱球覆盖阴道口,用温开水冲掉肥皂液	6	
		8. 取下阴道口纱球,更换手套	4	
		9. 用无菌纱布擦干,遵循自上而下、由内向外的原则,顺序为:小阴唇、大阴唇、阴阜、大腿内上 1/3、会阴体至肛周	8	
		10. 再用 0.5% 碘伏消毒,顺序同 9	8	
		11. 撤去臀下便盆及一次性臀垫,垫无菌卫生巾于臀下	4	
操作后处理	10 分	1. 整理用物	3	
		2. 洗手,摘口罩	3	
		3. 告知注意事项	4	
提问	10 分	外阴冲洗/消毒的原则是什么	10	

项目	技术要求	分值	得分
总分		100	
整体评价 （A、B、C、D 为评价系数）	A. 沟通流畅、操作规范、病人舒适 B. 沟通欠流畅或操作欠规范、病人欠舒适 C. 沟通不流畅、操作欠规范、病人欠舒适 D. 无沟通、操作不规范、病人不舒适	A. 1.0~0.8 B. 0.8~0.6 C. 0.6~0.4 D. 0.4 以下	

（三）注意事项

1. 动作轻柔，操作过程中注意为病人遮挡和保暖。

2. 外阴冲洗（消毒）的原则是：第 1 遍清洁时顺序为自上而下、由外而内，第 2 遍消毒时顺序为自上而下、由内而外。

3. 操作过程中注意无菌原则，消毒的范围不可超过清洁的范围。

二、会阴擦洗

（一）操作步骤

1. 备齐用物，携物品至床旁，核对病人，评估其会阴情况，解释会阴擦洗的目的及配合方法，以取得病人的理解和配合。请室内探视人员回避，关闭门窗拉上窗帘，用屏风遮挡，以保护病人隐私。

2. 嘱病人排空膀胱，协助病人取屈膝仰卧位，双腿略外展。铺橡胶中单及一次性臀垫于臀下。

3. 脱下近侧裤腿盖在对侧腿上，近侧腿用盖被遮盖，暴露会阴部，注意保暖。

4. 操作者戴一次性手套，将会阴擦洗包打开后置于病人两腿间，双镊操作擦洗会阴部，一般擦洗 3 遍。第 1 遍：自上而下，由外向内，首先初步擦去外阴的血迹、分泌物或其他污渍，先横向擦洗阴阜后顺大腿方向至大腿内上 1/3，然后纵向擦洗大阴唇、小阴唇，再横向擦洗会阴，弧形由外向肛门擦洗肛周，最后擦洗肛门。第 2 遍：以会阴切口或尿道口为中心，由内向外，先擦洗会阴伤口或尿道口，然后依次擦洗小阴唇、大阴唇、阴阜、大腿内上 1/3、会阴、肛周、肛门。第 3 遍擦洗顺序同第 2 遍，根据病人具体情况，必要时可增加擦洗次数直至擦净为止。每擦洗一个部位更换一个棉球，擦洗时均应注意最后擦洗肛门。最后再用无菌干纱布擦干。

5. 撤去一次性臀垫及橡胶中单，协助病人穿好衣裤，整理床单位。

6. 整理用物，告知注意事项。

（二）操作评分标准

项目		技术要求	分值	得分
操作前准备	20分	用物准备： (1) 物品：会阴擦洗包 1 个（内有无菌弯盘 2 个、无菌镊子 2 把、无菌干纱布、无菌干棉球若干）、一次性手套 1 副、橡胶中单 1 块、一次性臀垫 1 块、便盆 1 个、屏风 1 个 (2) 常用溶液：0.5% 碘伏溶液、1:5 000 高锰酸钾溶液等	5	

项目		技术要求	分值	得分
操作前准备	20分	环境准备：室内安静、整洁，光线充足，温度、湿度适宜，酌情关闭门窗或屏风遮挡	2	
		护士准备： （1）素质要求：衣帽整洁、态度和蔼、语言流畅、面带微笑 （2）核对床号、姓名 （3）评估病人：①身体状况；②会阴部卫生、皮肤情况，有无留置尿管；③配合程度 （4）向病人解释会阴擦洗的目的及配合方法 （5）洗手、戴口罩	8	
		病人准备：排空膀胱，适当遮挡，取屈膝仰卧位，双腿略外展，暴露外阴部	5	
操作步骤	60分	1. 备齐并检查用物，携用物至病人床前	4	
		2. 再次核对，做好解释工作。洗手、戴口罩	4	
		3. 铺橡胶中单及一次性臀垫于臀下	4	
		4. 脱下近侧裤腿盖在对侧腿上，近侧腿用盖被遮盖，暴露会阴部，注意保暖	4	
		5. 操作者戴一次性手套，将会阴擦洗包放置于病人两腿间，用无菌操作方法打开	4	
		6. 用一把镊子夹取干净药液棉球，用另一把镊子夹住棉球进行擦洗，采用双镊操作法	4	
		7. 第1遍擦洗顺序为：自上而下，由外向内，首先初步擦去外阴的血迹、分泌物或其他污渍，先横向擦洗阴阜后顺大腿方向至大腿内上1/3，然后纵向擦洗大阴唇、小阴唇，再横向擦洗会阴，弧形由外向肛门擦洗肛周，最后擦洗肛门	8	
		8. 第2遍：以会阴切口或尿道口为中心，由内向外，先擦洗会阴伤口或尿道口，然后依次擦洗小阴唇、大阴唇、阴阜、大腿内上1/3、会阴、肛周、肛门	8	
		9. 第3遍擦洗顺序同第2遍，根据病人具体情况，必要时可增加擦洗次数直至擦净为止。每擦洗一个部位更换一个棉球，擦洗时均应注意最后擦洗肛门	8	
		10. 再用无菌干纱布擦干。顺序同第2遍	6	
		11. 每个棉球限用一次，将用过的棉球与镊子放于弯盘内	4	
		12. 撤去用物	2	
操作后处理	10分	1. 协助病人穿好衣裤	2	
		2. 整理床单位及用物	3	
		3. 洗手，摘口罩	2	
		4. 告知注意事项	3	
提问	10分	1. 会阴擦洗的适应证有哪些 2. 会阴擦洗的原则是什么	10	
总分			100	

项目	技术要求	分值	得分
整体评价 （A、B、C、D 为评价系数）	A. 沟通流畅、操作规范、病人舒适 B. 沟通欠流畅或操作欠规范、病人欠舒适 C. 沟通不流畅、操作欠规范、病人欠舒适 D. 无沟通、操作不规范、病人不舒适	A. 1.0~0.8 B. 0.8~0.6 C. 0.6~0.4 D. 0.4 以下	

（三）注意事项

1. 擦洗时，要注意观察会阴部及会阴伤口周围组织有无红肿、分泌物及其性质和伤口愈合情况，发现异常及时报告医生并记录。

2. 对留置尿管者要注意观察尿管是否通畅，有无脱落、扭曲等。

3. 对于产后及会阴部手术的病人，每次排便后均应擦洗会阴，以预防感染。

4. 操作过程中注意无菌原则，动作轻柔，注意为病人保暖及保护隐私。

5. 最后擦洗有伤口感染的病人，以防交叉感染。

三、阴道冲洗／灌洗

（一）操作步骤

1. 备齐用物，核对病人，解释引导冲洗／灌洗的目的及配合方法，以取得病人的理解和配合。

2. 嘱病人排空膀胱，协助病人取膀胱截石位。脱去近侧裤腿盖在对侧裤腿上，近侧腿用盖被遮盖，臀下垫橡胶中单、一次性臀垫，放好便盆。

3. 根据病人病情（遵医嘱）配制冲洗液 500~1 000ml，将装有冲洗液的冲洗筒挂于床旁输液架上，其高度距离床沿 60~70cm，排除管内空气，试水温（41~43℃）适宜后备用。

4. 操作者戴一次性手套，右手持冲洗头，用冲洗液先冲洗外阴部，然后用左手将小阴唇分开，将灌洗头沿阴道壁方向缓缓插入阴道至后穹隆处，边冲洗边将灌洗头围绕子宫颈上下左右轻轻地移动；或用窥阴器暴露宫颈后再冲洗，边冲洗边转动窥阴器，将整个阴道穹隆及阴道壁冲洗干净后再将窥阴器按下，以使阴道内的残留液体完全流出。

5. 当冲洗液约剩 100ml 时，夹住橡胶管拔除灌洗头及窥阴器，再次冲洗外阴部。

6. 扶病人坐在便器上，使阴道内残留液体流出，用无菌干纱布擦干外阴部。

7. 撤去便盆、一次性臀垫及橡胶中单，协助病人穿好衣裤。

8. 整理用物，告知注意事项。

（二）操作评分标准

项目		技术要求	分值	得分
操作前准备	20分	用物准备： （1）物品：消毒灌洗筒 1 个、橡胶管 1 根（橡胶管上有控制冲洗压力和流量的调节开关）、灌洗头 1 个、弯盘 1 个、窥阴器 1 个、卵圆钳 1 把、无菌干棉球、无菌干纱布、一次性手套 1 副、橡胶中单 1 块、一次性臀垫 1 块、水温计 1 个、输液架 1 个、便盆 1 个	5	

项目		技术要求	分值	得分
操作前准备	20分	（2）常用溶液：0.02% 碘伏溶液、0.1% 苯扎溴铵（新苯扎氯铵）溶液、生理盐水（41~43℃）、2%~4% 碳酸氢钠溶液、1% 乳酸溶液、4% 硼酸溶液、0.5% 醋酸溶液、1：5 000 高锰酸钾溶液等		
		环境准备：室内安静、整洁，光线充足，温度、湿度适宜，酌情关闭门窗或屏风遮挡	2	
		护士准备： （1）素质要求：衣帽整洁、态度和蔼、语言流畅、面带微笑 （2）核对床号、姓名 （3）评估病人：①病情、一般状况；②会阴部卫生、皮肤情况，有无留置尿管；③配合程度 （4）向病人解释阴道冲洗／灌洗操作的目的及配合方法 （5）洗手、戴口罩	8	
		病人准备：排空膀胱，适当遮挡，取膀胱截石位	5	
操作步骤	60分	1. 备齐并检查用物，携用物至病人床前	4	
		2. 再次核对，做好解释工作。洗手戴口罩	4	
		3. 置便盆及一次性臀垫于臀下	4	
		4. 脱去近侧裤腿盖在对侧裤腿上，近侧腿用盖被遮盖	4	
		5. 根据病情（遵医嘱）配制冲洗液 500~1 000ml，将装有冲洗液的灌洗筒挂于床旁输液架上，距离床沿 60~70cm，排除管内空气，试水温（41~43℃）适宜后备用	8	
		6. 操作者戴一次性手套，右手持冲洗头，用冲洗液先冲洗外阴部	4	
		7. 用左手将小阴唇分开，将灌洗头沿阴道壁方向缓缓插入阴道至后穹隆处	8	
		8. 边冲洗边将灌洗头围绕子宫颈上下左右轻轻地移动；或用窥阴器暴露宫颈后再冲洗，边冲洗边转动窥阴器，将整个阴道穹隆及阴道壁冲洗干净后再将窥阴器按下	8	
		9. 当冲洗液约剩 100ml 时，夹住橡胶管拔除灌洗头及窥阴器，再冲洗一遍外阴部	6	
		10. 扶病人坐在便盆上，使阴道内残留液体流出	4	
		11. 用无菌干纱布擦干外阴部	4	
		12. 撤去用物	2	
操作后处理	10分	1. 协助病人穿好衣裤	2	
		2. 整理用物	2	
		3. 洗手，摘口罩	2	
		4. 告知注意事项	4	
提问	10分	1. 阴道灌洗的适应证有哪些 2. 如何根据不同的适应证选择阴道冲洗液 3. 阴道灌洗的禁忌证是什么	10	
总分			100	

项目	技术要求	分值	得分
整体评价 （A、B、C、D 为评价系数）	A. 沟通流畅、操作规范、病人舒适 B. 沟通欠流畅或操作欠规范、病人欠舒适 C. 沟通不流畅、操作欠规范、病人欠舒适 D. 无沟通、操作不规范、病人不舒适	A. 1.0~0.8 B. 0.8~0.6 C. 0.6~0.4 D. 0.4 以下	

（三）注意事项

1. 灌洗筒与床沿的距离不得超过 70cm，以免压力过大，使冲洗液或污物进入子宫腔。

2. 冲洗液温度以 41~43℃为宜，温度过低可引起病人不适，温度过高会造成阴道黏膜烫伤。

3. 在灌洗过程中，动作要轻柔，灌洗头不宜插入过深，以免损伤阴道壁或宫颈组织。

4. 产后 10d、妇产科手术 2 周后的病人，若合并阴道分泌物混浊、有异味或阴道伤口愈合不良、黏膜感染坏死等，可行低位阴道灌洗，灌洗筒的高度不得超过床沿 30cm，避免污物进入宫腔或损伤阴道残端伤口。

5. 月经期、妊娠期、产褥期、人工流产术后子宫颈口未闭、不规则阴道流血及宫颈活动性出血者禁忌行阴道灌洗，以免引起上行性感染，必要时可行外阴冲洗。

6. 未婚女性一般不做阴道灌洗。

四、会阴湿热敷

（一）操作步骤

1. 备齐用物，携物品至床旁，核对病人，解释会阴湿热敷的目的及配合方法，以取得病人的理解和配合。

2. 用屏风遮挡，嘱病人排空膀胱，取屈膝仰卧位，双腿略外展，脱下近侧裤腿盖在对侧腿上，近侧腿用盖被遮盖，暴露会阴热敷处，臀下垫橡胶中单及一次性臀垫。

3. 先行会阴擦洗，清洁外阴污垢，用干纱布擦干。

4. 热敷部位先涂一薄层凡士林，盖上纱布，再轻轻敷上浸有热敷溶液的温纱布，外面覆盖棉布垫保温。

5. 一般 3~5min 更换热敷垫一次，热敷时间约为 15~30min，也可用热源袋放在棉垫外或使用红外线灯照射，照射距离为 20cm。

6. 热敷完毕，移去敷布，观察热敷部位皮肤情况，用纱布擦净皮肤上的凡士林，撤去一次性臀垫及橡胶中单。协助病人穿好衣裤，整理床单位。

7. 整理用物，告知注意事项。

（二）操作评分标准

项目		技术要求	分值	得分
操作前准备	20 分	用物准备： （1）物品：会阴擦洗包 1 个（内有无菌弯盘 2 个、无菌镊子 2 把、无菌纱布若干）、医用凡士林、棉布垫 1 块、热源（热水袋或电热宝等）、红外线灯、橡胶中单 1 块、一次性臀垫 1 块、屏风 1 个 （2）常用溶液：煮热的 50% 硫酸镁溶液、95% 乙醇等	5	

项目		技术要求	分值	得分
操作前准备	20分	环境准备:室内安静、整洁,光线充足,温度、湿度适宜,酌情关闭门窗或屏风遮挡	2	
		护士准备: (1)素质要求:衣帽整洁、态度和蔼、语言流畅、面带微笑 (2)核对床号、姓名 (3)评估病人:①病情、一般状况;②会阴部卫生、皮肤情况,有无留置尿管;③配合程度 (4)向病人解释会阴湿热敷的目的及配合要点 (5)洗手,戴口罩	8	
		病人准备:排空膀胱,适当遮挡,仰卧位,双膝屈曲向外分开,暴露外阴部	5	
操作步骤	60分	1. 备齐并检查用物,携用物至病人床前	4	
		2. 再次核对,做好解释工作。洗手戴口罩	4	
		3. 铺橡胶中单及一次性臀垫于臀下	4	
		4. 脱下近侧裤腿盖在对侧腿上,近侧腿用盖被遮盖,暴露会阴热敷处	4	
		5. 先行会阴擦洗,清洁外阴污垢,干纱布擦干	8	
		6. 热敷部位先涂一薄层凡士林,盖上纱布	6	
		7. 再轻轻敷上浸有热敷溶液的温纱布,外面覆盖棉布垫保温	6	
		8. 将热源袋放在棉垫外或使用红外线灯照射,距离为20cm	8	
		9. 一般3~5min更换热敷垫一次,热敷时间约为15~30min	8	
		10. 热敷完毕,移去敷布,观察热敷部位皮肤情况,用纱布擦去皮肤上的凡士林	5	
		11. 撤去用物	3	
操作后处理	10分	1. 协助病人穿好衣裤	2	
		2. 整理用物	2	
		3. 洗手,摘口罩	2	
		4. 告知注意事项	4	
提问	10分	1. 会阴湿热敷的适应证有哪些 2. 会阴湿热敷需要多长时间 3. 会阴湿热敷的注意事项是什么	10	
总分			100	
整体评价 (A、B、C、D为评价系数)		A. 沟通流畅、操作规范、病人舒适 B. 沟通欠流畅或操作欠规范、病人欠舒适 C. 沟通不流畅、操作欠规范、病人欠舒适 D. 无沟通、操作不规范、病人不舒适	A. 1.0~0.8 B. 0.8~0.6 C. 0.6~0.4 D. 0.4以下	

(三) 注意事项

1. 会阴湿热敷的温度一般为41~48℃。热敷过程中注意观察病人的反应,对休克、昏迷、术后皮肤不敏感者,应密切观察皮肤颜色,定期检查热源袋的完好性,防止烫伤。

2. 每次热敷面积不超过病灶面积的 2 倍。

3. 热敷的过程中，要随时评价病人的热敷效果，提供相应的生活护理。

五、坐浴

（一）操作步骤

1. 备齐用物，携物品至床旁，核对病人，解释坐浴的目的及配合方法，以取得病人的理解和配合。

2. 嘱病人排空膀胱，用屏风遮挡。

3. 根据病人病情（遵医嘱）按比例配制好溶液 2 000ml，将坐浴盆放于坐浴架上，放置稳妥，检查水温。告知病人将全臀及外阴部浸泡于坐浴液中，一般持续约 20min，可适当加入热液以维持水温。

4. 坐浴完毕后用无菌纱布擦干外阴，协助病人穿好衣裤。

5. 整理用物，告知注意事项。

（二）操作评分标准

项目		技术要求	分值	得分
操作前准备	20 分	用物准备： (1) 物品：坐浴盆 1 个，30cm 高坐浴架 1 个，无菌纱布 2 块，水温计 1 个 (2) 常用溶液：0.5%~1% 乳酸溶液、1% 乳酸、1:5 000 高锰酸钾溶液、2%~4% 碳酸氢钠溶液、1:1 000 苯扎溴铵（新苯扎氯铵）溶液、0.02% 碘伏溶液或洁尔阴等	5	
		环境准备：室内安静、整洁，光线充足，温度、湿度适宜，酌情关闭门窗或屏风遮挡	2	
		护士准备： (1) 素质要求：衣帽整洁、态度和蔼、语言流畅、面带微笑 (2) 核对床号、姓名 (3) 评估病人：①病情、一般状况；②会阴部卫生、皮肤情况及创面愈合情况；③配合程度 (4) 向病人解释操作目的及配合要点 (5) 洗手、戴口罩	8	
		病人准备：排空膀胱，适当遮挡，暴露外阴部	5	
操作步骤	60 分	1. 备齐并检查用物，携用物至病人床前	5	
		2. 再次核对，做好解释工作。洗手、戴口罩	10	
		3. 根据病情（遵医嘱）按比例配制好溶液，将坐浴盆放于坐浴架上，放置稳妥，检查水温	10	
		4. 告知病人将全臀及外阴部浸泡于坐浴液中	10	
		5. 一般持续 20min，可适当加入热液以维持水温	10	
		6. 坐浴完毕后用无菌纱布蘸干外阴	10	
		7. 撤去用物	5	

项目		技术要求	分值	得分
操作后处理	10分	1. 协助病人穿好衣裤 2. 整理用物 3. 洗手,摘口罩 4. 告知注意事项	2 2 2 4	
提问	10分	1. 坐浴的适应证有哪些 2. 坐浴的禁忌证有哪些 3. 不同适应证坐浴时所需溶液如何选择	10	
总分			100	
整体评价 （A、B、C、D为评价系数）		A. 沟通流畅、操作规范、病人舒适 B. 沟通欠流畅或操作欠规范、病人欠舒适 C. 沟通不流畅、操作欠规范、病人欠舒适 D. 无沟通、操作不规范、病人不舒适	A. 1.0~0.8 B. 0.8~0.6 C. 0.6~0.4 D. 0.4以下	

（三）注意事项

1. 坐浴液严格按比例配制,以免浓度过高造成皮肤黏膜烧伤,或浓度过低影响治疗效果。

2. 水温根据病情调制,水温过高可造成皮肤黏膜烫伤,过低可引起病人不适。根据水温的不同坐浴可分为三种：①热浴：水温41~43℃,适用于渗出性病变及急性炎性浸润,可先熏后坐,持续20min。②温浴：水温35~37℃,适用于慢性盆腔炎、术前准备。③冷浴：水温在14~15℃,刺激肌肉神经,使其张力增加,改善血液循环。用于膀胱阴道松弛及功能性无月经等,持续2~5min即可。同时注意保暖,防止受凉。

3. 坐浴时需将臀部及全部外阴浸泡在药液中。

4. 月经期妇女、不规则阴道流血、妊娠期及产后7d内禁忌坐浴。

5. 坐浴后告知病人保持会阴清洁卫生,预防感染。

六、宫颈/阴道上药

（一）操作步骤

1. 备齐用物,核对病人,解释阴道或宫颈上药的目的及配合方法,以取得病人理解和支持。

2. 嘱病人排空膀胱,协助病人仰卧于检查床,取膀胱截石位或仰卧位,脱去近侧裤腿盖在对侧腿上,近侧腿用盖被遮盖,暴露会阴,臀下垫橡胶中单及一次性臀垫。

3. 上药前先行阴道灌洗或擦洗,用窥阴器暴露阴道、宫颈后,用无菌干棉球擦去宫颈及阴道后穹隆、阴道壁黏液或炎性分泌物,以使药物直接接触炎性组织而提高疗效。

4. 根据病情和药物的性状可采用以下四种方法：①涂擦法：用长棉签蘸取药液,均匀涂抹在阴道或宫颈病变处；②喷洒法：将药粉撒于带线大棉球上,暴露宫颈后将棉球顶塞于宫颈部,然后退出窥阴器,线尾留在阴道口外；③纳入法：栓剂、片剂、丸剂可由操作者戴无菌手套后直接放于阴道后穹隆处,或将药片用带线大棉球顶塞于宫颈部,线尾留在阴道口外；④自行放置法（指导病人自行放置）：临睡前洗净双手或戴指套，用一手示指将药片或栓剂向阴道后壁推进至示指完全伸入为止。

5. 上药结束后，协助病人穿好衣裤。

6. 整理用物，告知注意事项。

（二）操作评分标准

项目		技术要求	分值	得分
操作前准备	20分	用物准备： （1）用物：阴道灌洗用物1套、窥阴器1个、长短镊子各1把、无菌干棉球、无菌长棉签、带尾线大棉球或纱布，一次性无菌手套1副，橡胶中单1块、一次性臀垫1块 （2）常用药物：根据医嘱准备治疗药物如甲硝唑片、20%~50%硝酸银溶液、1%甲紫溶液、各种喷雾剂及阴道栓剂、片剂等	5	
		环境准备：室内安静、整洁，光线充足，温度、湿度适宜，酌情关闭门窗或屏风遮挡	2	
		护士准备： （1）素质要求：衣帽整洁、态度和蔼、语言流畅、面带微笑 （2）核对床号、姓名 （3）评估病人：①病情、一般状况；②会阴局部皮肤及黏膜情况；③配合程度 （4）向病人解释阴道/宫颈上药的目的及配合要点 （5）洗手，戴口罩	8	
		病人准备：排空膀胱，适当遮挡，取膀胱截石位或仰卧位，双膝屈曲向外分开，暴露外阴部	5	
操作步骤	60分	1. 备齐并检查用物，携用物至病人床前	4	
		2. 再次核对，做好解释工作。洗手戴口罩	6	
		3. 脱去近侧裤腿盖在对侧腿上，近侧腿用盖被遮盖，暴露会阴部	4	
		4. 臀部下垫橡胶中单及一次性臀垫	4	
		5. 上药前先行阴道灌洗或擦洗。用窥阴器暴露阴道、宫颈后，用无菌干棉球擦去宫颈及阴道后穹隆、阴道壁黏液或炎性分泌物	10	
		6. 根据病情和药物的性状可采用以下四种方法：①涂擦法：用长棉签蘸取药液，均匀涂抹在阴道或宫颈病变处；②喷洒法：将药粉撒于带线大棉球上，暴露宫颈后将棉球顶塞于宫颈部，然后退出窥阴器，线尾留在阴道口外；③纳入法：栓剂、片剂、丸剂可由操作者戴无菌手套直接放于阴道后穹隆处，或将药片用带线大棉球顶塞于宫颈部，线尾留在阴道口外；④自行放置法（指导病人自行放置）：睡前洗净双手或戴指套，用一手示指将药片或栓剂向阴道后壁推进至示指完全深入为止	30	
		7. 撤去用物	2	
操作后处理	10分	1. 协助病人穿好衣裤	2	
		2. 整理用物	2	
		3. 洗手，摘口罩	2	
		4. 告知注意事项	4	

项目		技术要求	分值	得分
提问	10分	1. 阴道上药有几种方法及如何进行操作 2. 宫颈/阴道上药的注意事项	10分	
总分			100	
整体评价 （A、B、C、D为评价系数）		A. 沟通流畅、操作规范、病人舒适 B. 沟通欠流畅或操作欠规范、病人欠舒适 C. 沟通不流畅、操作欠规范、病人欠舒适 D. 无沟通、操作不规范、病人不舒适	A. 1.0~0.8 B. 0.8~0.6 C. 0.6~0.4 D. 0.4以下	

（三）注意事项

1. 应用非腐蚀性药物时应转动窥阴器，使阴道四壁均能涂上药物。

2. 应用腐蚀性药物时，要注意保护好阴道壁和正常的组织，上药时应将干棉球或纱布垫于阴道后壁及阴道后穹隆，药液只涂宫颈病灶局部，避免药液下流灼伤正常组织，药液涂好后，立即如数取出所垫棉球或纱布。

3. 棉签上的棉花应捻紧，涂药时向同一方向转动，以免棉花落入阴道内难以取出。

4. 采用带尾线大棉球上药者，应告知病人于放药12~24h后，牵引尾线自行取出。

5. 采用纳入法上药者应在临睡前或休息时上药，以免起床后脱出，影响治疗效果。

6. 经期或阴道流血者不宜进行阴道内上药。

7. 未婚女性上药时不能使用窥阴器，应使用长棉签涂药。

【实训报告】

1. 写出妇科常用护理技术的用物准备。

2. 写出上述操作的适应证及注意事项。

【实训小结】

1. 通过本次实训课，你掌握的内容有哪些？

2. 总结护理操作中存在的问题，写出实训体会。

（莫洁玲）

妇科护理知识点解析及练习

第一章 | 妇科护理病史采集与检查

【重点、难点提示】

病史采集和体格检查是疾病诊断、治疗、护理、预防和预后评估的重要依据,也是妇产科临床实践的基本技能,更是临床经验总结、提高医疗质量和进行科学研究的基础,某些情况下还是涉及医疗法律法规的佐证。盆腔检查是妇科所特有的检查方法。由于女性生殖系统疾病常涉及病人及家庭的隐私,所以在进行病史采集和检查配合时必须具有良好的职业素质和医德修养,掌握妇科病史的采集方法与内容(尤其注意月经史和婚育史)、妇科检查(盆腔检查)的护理配合及注意事项。能通过分析妇科疾病常见的症状和体征判断疾病的初步诊断,提出主要护理诊断。

【复习题】

A1 型题

1. 下列**不属于**妇科病人常见症状的是

    A. 阴道流血   B. 白带增多

    C. 腹痛   D. 发热

    E. 腹部包块

2. 下列主诉描述比较恰当的是

    A. 阴道出血   B. 阴道少量流血

    C. 阴道大量出血   D. 阴道少量流血 5d

    E. 以上都不正确

3. 妇科检查时病人应采取的体位是

    A. 膝胸卧位   B. 膀胱截石位

    C. 俯卧位   D. 仰卧位

    E. 半卧位

4. 在询问病史时**错误**的是

    A. 主诉是简单明确地指出主要症状和病期

    B. 现病史包括主要疾病发生、发展、治疗全过程

    C. 家族史主要了解父母、兄弟、姊妹及子女的健康状况

    D. 家族史还应包括其爱人父母

E. 过去史主要了解病人以往健康状况,曾患何种疾病

5. 关于妇科检查,下列说法**错误**的是

    A. 向病人做好解释工作,消除其思想顾虑

    B. 检查前嘱病人排尿

    C. 男医生检查时需有女护士

    D. 对未婚妇女要做双合诊检查

    E. 检查者动作要轻柔

6. 用阴道窥器检查能了解的是

    A. 阴道壁软硬度   B. 阴道壁黏膜有无充血

    C. 宫颈软硬度   D. 宫颈管有无充血

    E. 子宫大小、形状

7. 有关妇科检查准备和注意事项,下述描述**不妥**的是

    A. 检查时应认真仔细

    B. 防止交叉感染

    C. 男医生进行妇科检查,必须有女医务人员在场

    D. 检查前应导尿

    E. 未婚妇女做外阴视诊和肛 - 腹诊

8. 有关妇科双合诊检查,下列描述**错误**的是

    A. 先排空膀胱   B. 取膀胱截石位

    C. 适用于所有妇科病人   D. 用具消毒、防止交叉感染

    E. 是妇科最常用检查方法

9. 观察阴道壁、子宫颈的常用检查方法是

    A. 外阴检查   B. 阴道窥器检查

    C. 双合诊   D. 三合诊

    E. 肛 - 腹诊

10. 关于双合诊检查,下列**错误**的是

    A. 双合诊是盆腔检查最常用的方法

    B. 检查前需排空膀胱

    C. 检查前应向病人做好解释工作

    D. 方法是一手戴手套,用示指、中指伸入阴道,另一手掌面向下按下腹部,双手配合进行

    E. 正常情况下,可触及输卵管、卵巢

11. 了解子宫后侧及直肠子宫陷凹的病变情况,应做的检查是

    A. 外阴视诊   B. B 型超声

    C. 阴道窥器检查   D. 双合诊

    E. 三合诊

12. 下列**不是**妇科检查室常规准备的物品是

    A. 阴道窥器   B. 无菌手套

C. 产包   D. 肥皂水

E. 臀垫

13. 关于双合诊能检查到的内容**错误**的是

A. 子宫大小、形状   B. 子宫附件情况

C. 阴道深度   D. 宫颈软硬度

E. 子宫内膜异位病灶

A2 型题

14. 李女士，45 岁，足月产 1 次，早产 1 次，无流产，现存子女 1 人，其生育史简写为

A. G_2P_2 B. G_3P_1

C. G_2P_1 D. G_1P_1

E. G_3P_2

15. 张女士，35 岁，因下腹不适住院治疗，现病人处于月经期间，**不宜**进行的检查

A. B 超   B. 腹部检查

C. 阴道窥器检查   D. 肛 - 腹诊

E. 外阴视诊

16. 王女士，28 岁，主诉近 1 周来白带增多，外阴瘙痒，为明确诊断，需做妇科检查了解其白带量、颜色、性状和气味，首先应做的检查是

A. 外阴部检查   B. 阴道窥器检查

C. 双合诊   D. 三合诊

E. 肛 - 腹诊

17. 赵女士，17 岁，未婚，进行妇科检查时，适用的方法是

A. 阴道窥器检查   B. 双合诊

C. 三合诊   D. 肛 - 腹诊

E. 以上都可以

18. 刘女士，56 岁，以"卵巢肿瘤"收住院。采集病史询问生育史时，回答为足月产 2 次，流产 1 次，无早产，现存 2 个孩子。应记录为

A. 2-0-1-2   B. 2-1-0-2

C. 2-0-2-1   D. 1-0-2-2

E. 2-2-1-0

19. 张女士，42 岁，自诉 2 周前发现下腹部包块，无痛感，来院就诊。双合诊检查子宫时**不能**检查到的内容是

A. 位置   B. 大小

C. 活动   D. 硬度

E. 宫颈糜烂样改变程度

20. 李女士，52 岁，绝经 2 年，阴道出现血性分泌物 2 个月，阴道检查发现宫颈外口柱状上皮异位，触之易出血。门诊护士接诊该病人时，**不应该**做的是

A. 减轻病人焦虑心理   B. 严格遵守无菌操作规程

C. 解释治疗和护理方案及目的   D. 热情接待病人

E. 了解病人是否具有不洁性生活史，暗示得病原因

21. 王女士，女，35 岁。1 个月来出现外阴瘙痒，检查见外阴充血、肿胀，阴道分泌物无异常。评估诱因时应重点询问的是

    A. 饮食习惯   B. 卫生习惯

    C. 睡眠习惯   D. 活动习惯

    E. 职业情况

22. 刘女士，女，40 岁，因"子宫肌瘤"入院。护士在采集病史时，应重点追溯的内容是

    A. 是否有早婚早育史   B. 是否有高血压家族史

    C. 是否长期使用雌激素   D. 睡眠情况

    E. 饮食习惯

23. 郭女士，女性，60 岁。13 岁初潮，每 28~30d 来一次月经，每次持续 6~7d，50 岁绝经。其月经史可描述为

    A. $13\dfrac{6\sim7}{28\sim30}60$ B. $13\dfrac{6\sim7}{28\sim30}50$

    C. $13\dfrac{28\sim30}{6\sim7}60$ D. $13\dfrac{28\sim30}{6\sim7}50$

    E. $60\dfrac{6\sim7}{28\sim30}13$

24. 病人女性，40 岁，自诉一周前发现下腹部包块，来院就诊。予以双合诊检查子宫时**不能**被发现的是

    A. 位置   B. 大小

    C. 活动度   D. 硬度

    E. 宫颈黏膜炎

（王丙娟）

第二章 | 妇科常用的特殊检查及护理配合

【重点、难点提示】

妇科常用特殊检查包括阴道分泌物检查、生殖道细胞学检查、基础体温测定、生殖器官活组织检查、影像学检查等，可进一步了解妇科疾病的性质，对疾病的诊断、治疗和预后评估有重要意义。重点掌握阴道分泌物检查、宫颈刮片、宫颈活组织检查、诊断性刮宫、输卵管通畅检查、阴道后穹窿穿刺术的适应证、禁忌证、操作方法及护理配合，能对妇科常用特殊检查的结果进行初步分析，恰当进行心理-社会评估。

【复习题】

A1 型题

1. 进行宫颈刮片或阴道分泌物涂片细胞学检查时，可用的润滑剂是
    A. 生理盐水
    B. 液体石蜡
    C. 95% 乙醇
    D. 0.1% 苯扎溴铵液
    E. 肥皂水
2. 进行宫颈刮片时**不需要**的物品是
    A. 玻片
    B. 吸管
    C. 刮板
    D. 95% 乙醇
    E. 病理检查申请单
3. 能直视子宫、双侧附件有无异常的检查方法是
    A. 阴道窥器检查
    B. 阴道镜检查
    C. 子宫镜检查
    D. 腹腔镜检查
    E. 超声检查
4. 阴道分泌物检查主要用于
    A. 防癌普查
    B. 查滴虫与真菌
    C. 检查阴道 pH
    D. 了解卵巢功能
    E. 了解子宫内膜情况
5. 目前宫颈癌普查的主要方法是
    A. 宫颈活组织检查
    B. 阴道脱落细胞检查
    C. 宫颈刮片检查
    D. 子宫内膜检查

E. 阴道镜检查

6. 阴道后穹隆穿刺的用物准备**不包括**

    A. 2ml 注射器   B. 2.5% 碘酒

    C. 50% 乙醇   D. 22 号腰穿针

    E. 宫颈钳

7. 关于妇科常用特殊检查,下列叙述正确的是

    A. 阴道侧壁涂片可找活动的滴虫

    B. 基础体温测定是指卧床测腋下体温 5min

    C. 输卵管通畅检查宜选择在月经干净后 14d 内进行

    D. 诊断性刮宫用于诊断功能失调性子宫出血,兼有治疗作用

    E. 宫颈活组织检查,嘱病人 6h 后将压迫止血的纱球自阴道取出

A2 型题

8. 李女士,35 岁,阴道分泌物增多半年,近来出现血性白带。妇科检查:宫颈糜烂样改变,触之易出血,子宫正常大小,附件(−),为排除宫颈癌,首选的检查是

    A. 阴道分泌物悬滴检查   B. 宫颈活检

    C. 宫颈碘试验   D. 宫颈刮片细胞学检查

    E. 宫腔镜检查

9. 王女士,32 岁,结婚 3 年未孕,护士指导其基础体温测量方法,正确的是

    A. 每晚睡前测量   B. 测腋下体温

    C. 可隔日测量   D. 夜班时于休息后 2h 再测

    E. 有感冒、发热或用药治疗等情况在体温单上注明

10. 林女士,37 岁,因"性交后阴道出血 10d"来院就诊,阴道窥器检查发现宫颈糜烂病变,下列最具诊断价值的检查是

    A. 宫颈刮片   B. 宫颈或颈管活组织检查

    C. 宫颈黏液检查   D. 阴道侧壁涂片

    E. 诊断性刮宫

11. 王女士,36 岁,外阴瘙痒,白带呈稀薄泡沫状,疑为"滴虫阴道炎",为确诊行阴道分泌物悬滴检查,最佳的悬液是

    A. 蒸馏水   B. 10% 氢氧化钠

    C. 95% 乙醇   D. 0.1% 苯扎溴铵液

    E. 生理盐水

12. 李女士,38 岁,行阴道侧壁涂片检查时,要求在检查前多少小时禁性生活、阴道冲洗及上药

    A. 8h   B. 10h

    C. 12h   D. 24h

    E. 48h

13. 刘女士,26 岁,因"外阴严重瘙痒 7d"来院就诊,阴道检查白带呈凝乳状,疑为"外阴阴道假丝酵母菌病",下列可以确诊该病的检查方法是

A. 宫颈刮片 　　　　　　　　　　　　B. B 超检查

C. 阴道镜检查 　　　　　　　　　　　D. 宫腔镜检查

E. 阴道分泌物悬滴法检查

14. 蔡女士，39 岁，因"继发性进行性痛经 2 年"来院就诊，下列可帮助确诊的检查方法是

A. B 超检查 　　　　　　　　　　　　B. 阴道镜检查

C. 腹腔镜检查 　　　　　　　　　　　D. 宫腔镜检查

E. 阴道后穹隆穿刺

15. 谢女士，37 岁，因"停经 52d，下腹剧痛 1h"来院就诊，检查脸色苍白，血压 80/50mmHg，心率 110 次 /min，下列可用来确诊的简单可靠的检查方法是

A. 双合诊 　　　　　　　　　　　　　B. 宫腔镜检查

C. 阴道镜检查 　　　　　　　　　　　D. 腹腔镜检查

E. 阴道后穹隆穿刺

A3 型题

(16~18 题共用题干)

刘女士，29 岁，已结婚 4 年未孕，初诊为原发性不孕。男方已查无异常，女方行盆腔检查也未发现异常。

16. 若需检查病人的卵巢排卵功能，下列检查方法**不适合**的是

A. 宫颈黏液检查 　　　　　　　　　　B. 诊断性刮宫

C. 阴道脱落细胞检查 　　　　　　　　D. 基础体温测定

E. 子宫输卵管碘油造影

17. 护士指导病人测定基础体温的方法，下列**不恰当**的是

A. 从月经开始之日起测 　　　　　　　B. 每晚睡前将体温计甩至 36℃以下备用

C. 清晨醒后未做任何活动前测量 　　　D. 卧床测口腔体温 3~5min

E. 需连续测 1 个月经周期

18. 若需要做输卵管通液术，下列**不正确**的是

A. 时间应在月经前 3~7d 内进行

B. 术前 30min 注射阿托品 0.5mg 解痉

C. 用 20ml 温热无菌生理盐水或加入抗炎药

D. 操作完毕后应观察 30min

E. 术后 2 周内禁止盆浴和性生活

(19~20 题共用题干)

某女士，25 岁，因"腹痛 3h"入院，妇科检查：阴道后穹隆饱满，有触痛，宫颈有摇举痛。

19. 行阴道后穹隆穿刺检查，抽出液为下列哪种性质时输卵管妊娠破裂的可能性比较大

A. 黄色渗出液 　　　　　　　　　　　B. 黄色脓液

C. 暗红色不凝固血液 　　　　　　　　D. 红色可凝固血液

E. 漏出液

20. 护士的护理配合中**不正确**的是

A. 穿刺前向病人介绍阴道后穹隆穿刺的目的、方法，取得病人的配合

B. 穿刺过程中注意观察病人面色、生命体征的变化，提供心理支持

C. 术中观察抽出的血液，静置 5min 出现凝集判断为盆、腹腔积血，不凝集为血管内血液

D. 及时将抽出物送涂片检查、病理检查等

E. 穿刺术后送病人回房休息，观察有无脏器损伤或内出血等征象

（张莹莹）

第三章 | 女性生殖系统炎症病人的护理

【重点、难点提示】

女性生殖系统炎症是妇女常见疾病，各年龄阶段女性均可发病，以生育期妇女最多见。

1. **女性生殖系统在解剖和生理方面具有较强的自然防御功能** 双侧大阴唇自然合拢、阴道口闭合、阴道前后壁紧贴、宫颈内口紧闭，可以防止外界感染；宫颈阴道部覆盖复层鳞状上皮，子宫内膜周期性剥脱，具有较强的防御损伤和清除感染的能力；阴道乳杆菌分解糖原为乳酸维持阴道酸性环境（pH 为 4~5），可抑制大多数病原体的生长繁殖。由于阴道与尿道、肛门邻近，又是性交、分娩及各种宫腔操作的必经之道，容易受到损伤及外界病原体的感染。常见感染途径：①沿生殖道黏膜上行蔓延；②经淋巴系统蔓延；③经血液循环播散；④直接蔓延。

2. **外阴炎** 常见的外阴炎有非特异性外阴炎和前庭大腺炎。非特异性外阴炎是指外阴部皮肤与黏膜的炎症，表现为外阴部瘙痒、灼热感、疼痛，治疗原则是查找病因、消除刺激来源。前庭大腺炎是指病原体侵入前庭大腺而引起的炎症，前庭大腺感染时常先累及腺管，腺管口因炎症充血、水肿而阻塞，脓液积存形成前庭大腺脓肿，急性炎症消退后，腺管口粘连堵塞，分泌物不能排出，脓液逐渐转清则形成前庭大腺囊肿，脓肿形成或囊肿较大时可切开引流和行造口术，囊肿小、无症状者不需处理。外阴炎的护理要点：①加强卫生知识宣教，使病人了解外阴炎的发病特点，纠正不良卫生习惯，保持外阴清洁、干燥，穿透气性好的棉质内裤。②治疗期间忌饮酒及进食辛辣刺激性的食物，局部严禁搔抓、热水洗烫等，勿用刺激性药物，避免外阴破溃合并细菌感染。

3. **阴道炎** 常见的阴道炎有滴虫阴道炎、外阴阴道假丝酵母菌病、老年性阴道炎、细菌性阴道病。①滴虫阴道炎由阴道毛滴虫引起，主要通过性生活直接传播，分泌物呈灰黄色、稀薄泡沫状。护理要点是指导病人口服甲硝唑，局部用 1% 乳酸或 0.1%~0.5% 醋酸阴道灌洗或坐浴后阴道放置甲硝唑。强调治愈标准：治疗后检查滴虫阴性者，仍应每次月经后复查白带，连续 3 个月检查均阴性为治愈。②外阴阴道假丝酵母菌病的病原体为白假丝酵母菌，属机会致病菌，正常情况下存在于人体口腔、肠道、阴道黏膜，因菌量极少，并不引起症状，当机体免疫力下降或阴道酸性增强时发病（如妊娠、糖尿病、长期使用抗生素、使用免疫抑制剂等），主要感染方式是自身感染，分泌物呈白色凝乳状或豆渣样。护理要点是指导病人用 2%~4% 碳酸氢钠溶液坐浴或阴道灌洗后，使用康唑类药物全身和局部治疗。③老年性阴道炎是卵巢功能衰退,雌激素水平低下,局部抵抗力降低,病原体大量繁殖或入侵引起炎症,主要症状为外阴灼热不适、瘙痒及阴道分泌物增多。护理要点是指导病人用 1% 乳酸或 0.5% 醋酸液灌洗阴道后局部用抗生素,针对病因,遵医嘱补充雌激素。④细菌性阴道病是阴道内菌群失调所致的一种混合感染,主要表现为阴道分泌物增多,分泌物特点为均匀一致,稀薄,灰白色,常黏附于阴道壁,有鱼腥臭味。护理要点是指导病人遵医嘱规范用药,注意个人卫生,保持外阴清洁、干燥,不穿化纤内裤和紧身衣,勿用刺激性或碱性药液频繁清洗外阴、阴道。

4. 宫颈炎症　多见于生育年龄妇女,临床以慢性宫颈炎多见,多因分娩、流产或手术损伤宫颈后,病原体侵入而引起感染,或急性宫颈炎未彻底治疗迁延所致。常见的病理改变有:慢性宫颈管黏膜炎、宫颈肥大、宫颈息肉,主要表现是白带增多。以局部物理治疗为主,护理要点包括:①治疗前需做宫颈刮片细胞学检查排除早期宫颈癌。②向病人说明物理治疗的注意事项。③指导已婚妇女每年进行 1~2 次妇科检查,发现宫颈炎症积极接受治疗,避免分娩时或宫腔手术操作时损伤宫颈,产后发现宫颈裂伤应及时缝合。

5. 盆腔炎　是指女性内生殖器及其周围的结缔组织、盆腔腹膜发生的炎症,最常见的是输卵管炎及输卵管卵巢炎。急性盆腔炎多发生于产后或流产后感染、宫腔内手术操作后感染、经期卫生不良、感染性传播疾病、邻近器官炎症蔓延等,主要表现为下腹痛伴发热,阴道分泌物增多,呈脓性。护理要点是遵医嘱输液,给予足量有效抗生素,注意观察输液反应和药物副作用。对抗生素治疗炎症控制不满意的输卵管卵巢脓肿和盆腔脓肿的手术病人,做好术前准备、术中配合和术后护理,护理要点是做好卫生宣教,注意个人卫生,养成良好的卫生习惯,特别注意经期卫生和性生活卫生,节制性生活,以防反复感染,加重病情;加强营养,注意劳逸结合,坚持锻炼身体以增强体质和免疫力;及时治疗盆腔炎性疾病,防止后遗症发生。

【复习题】

A1 型题

1. 生育年龄女性最常见的生殖系统炎症是
   A. 外阴炎
   B. 滴虫阴道炎
   C. 外阴阴道假丝酵母菌病
   D. 慢性宫颈炎
   E. 盆腔炎

2. 阴道内有大量泡沫样白带,常见于
   A. 滴虫阴道炎
   B. 外阴阴道假丝酵母菌病
   C. 老年性阴道炎
   D. 慢性宫颈炎
   E. 慢性盆腔炎

3. 外阴阴道假丝酵母菌病阴道分泌物的典型特点是
   A. 淡黄脓性
   B. 稀薄泡沫状
   C. 凝乳状或豆渣样
   D. 黄色水样
   E. 血性

4. 有关滴虫阴道炎的叙述,正确的是

    A. 阴道酸度高的妇女易发病　　　　　　B. 发病率低于外阴阴道假丝酵母菌病

    C. 以外阴奇痒为主要症状　　　　　　　D. 阴道黏膜充血,有散在的出血点

    E. 局部用药可彻底消灭滴虫,不易复发

5. 为外阴阴道假丝酵母菌病病人进行阴道灌洗时,宜选择的药液是

    A. 生理盐水　　　　　　　　　　　　　B. 1∶5 000 高锰酸钾

    C. 0.5% 醋酸　　　　　　　　　　　　D. 1% 乳酸

    E. 2%~4% 碳酸氢钠

6. 正常育龄妇女阴道 pH 维持在

    A. 2~3　　　　　　　　　　　　　　　B. 3~4

    C. 4~5　　　　　　　　　　　　　　　D. 5~6

    E. 6~7

7. 引起外阴阴道假丝酵母菌感染的因素**不包括**

    A. 器官移植　　　　　　　　　　　　　B. 妊娠

    C. 长期应用抗生素　　　　　　　　　　D. 糖尿病

    E. 雌激素缺乏

8. 患外阴阴道假丝酵母菌病的孕妇,应局部治疗至妊娠

    A. 4 个月　　　　　　　　　　　　　　B. 5 个月

    C. 6 个月　　　　　　　　　　　　　　D. 7 个月

    E. 8 个月

9. 下列**不属于**老年性阴道炎临床特点的是

    A. 外阴瘙痒、灼热感　　　　　　　　　B. 白带增多,呈黄水样

    C. 严重者白带呈脓血性　　　　　　　　D. 阴道黏膜可见白色膜状物

    E. 阴道黏膜充血,上皮菲薄

10. 与滴虫阴道炎的临床特点**不相符**的是

    A. 外阴部瘙痒　　　　　　　　　　　　B. 泡沫状白带

    C. 小阴唇内侧附着白色膜状物　　　　　D. 阴道黏膜充血,有散在红色斑点

    E. 经期后自觉症状加重

11. 有关滴虫阴道炎治疗期间的注意事项,**不妥**的是

    A. 治疗期间避免性交

    B. 白带检查阴性为治愈

    C. 已婚男女性伴侣同时治疗

    D. 内裤及洗涤用的毛巾煮沸 5~10min 消灭病原体

    E. 哺乳期服用甲硝唑者不宜哺乳

12. 关于外阴阴道假丝酵母菌病,描述正确的是

    A. 多见于长期应用孕激素者

    B. 妊娠与非妊娠妇女发病率相同

    C. 主要症状是外阴奇痒,白带呈豆渣样

D. 长期应用广谱抗生素者不易发病

E. 可用酸性溶液进行阴道灌洗

13. 老年性阴道炎行阴道灌洗常用的药液是

A. 1% 乳酸

B. 2%~4% 碳酸氢钠

C. 0.1% 苯扎溴铵

D. 0.1% 呋喃西林

E. 生理盐水

14. 滴虫阴道炎的治愈标准为

A. 月经干净后复查 1 次为阴性

B. 每次月经干净后复查,连续 2 次为阴性

C. 每次月经干净后复查,连续 3 次为阴性

D. 每次月经干净后复查,连续 4 次为阴性

E. 每次月经干净后复查,连续 5 次为阴性

15. 外阴阴道假丝酵母菌病病人咨询内裤处理方法,下列合适的是

A. 食醋浸洗

B. 日光曝晒

C. 煮沸

D. 紫外线消毒

E. 保持干燥

16. 对滴虫阴道炎病人进行健康指导时,描述正确的是

A. 性生活后行阴道分泌物检查效果更好

B. 哺乳期妇女口服甲硝唑不影响哺乳

C. 2% 碳酸氢钠坐浴后阴道用药效果更好

D. 性生活不受影响

E. 治疗期间禁止进入公共游泳池

17. 有关慢性宫颈炎的治疗,**不妥**的是

A. 子宫颈锥形切除是常用方法

B. 物理疗法是目前疗程短、疗效好的方法

C. 糜烂面小可选用硝酸银局部腐蚀

D. 宫颈息肉可用手术治疗

E. 治疗原则是使柱状上皮脱落,由新生鳞状上皮替代

A2 型题

18. 霍女士,25 岁,未婚,自述外阴部瘙痒,护士应建议她

A. 到医院检查

B. 用 2% 碳酸氢钠溶液清洗外阴

C. 局部涂抹抗生素软膏

D. 口服氯苯那敏等药物

E. 用 1:5 000 高锰酸钾溶液坐浴

19. 王女士,患滴虫阴道炎,准备用自助冲洗器灌洗阴道,护士应告知她选用的醋酸溶液浓度为

A. 2%

B. 1%

C. 0.5%

D. 3%

E. 4%

20. 林女士，37 岁，已婚，近 3d 感外阴瘙痒，考虑外阴炎，有关外阴炎的描述，**不妥**的是

  A. 穿紧身化纤内裤可诱发   B. 经常与慢性盆腔炎并存

  C. 糖尿病病人糖尿刺激可诱发 D. 主要症状为外阴瘙痒、疼痛、灼热

  E. 局部有充血、糜烂、湿疹、抓痕

21. 孙女士，35 岁，主诉外阴疼痛肿胀，坐位时左侧更甚。妇科检查：左侧大阴唇处有一 1cm×2.5cm×2cm 脓肿，压痛明显，有波动感，诊断为前庭大腺脓肿，切开引流。术后护士对病人采取的护理措施**不妥**的是

  A. 保持外阴清洁   B. 注意体温变化

  C. 外阴擦洗每日 2 次   D. 观察引流液性状

  E. 嘱病人绝对卧床休息

22. 李女士，36 岁，临床诊断为"滴虫阴道炎"，护士对病人进行健康教育时**不恰当**的内容是

  A. 甲硝唑用药期间及停药 24h 内禁止饮酒

  B. 性伴侣同时进行治疗

  C. 可导致不孕

  D. 连续 3 次月经干净后复查阴道分泌物中滴虫均为阴性为治愈

  E. 2%~4% 碳酸氢钠溶液灌洗阴道后塞入甲硝唑效果更好

23. 王女士，32 岁，已婚，因肺部感染用抗生素 2 周，近日出现外阴瘙痒，阴道内有白色豆渣样白带，且阴道黏膜有白色膜状物。该病人最可能的疾病是

  A. 滴虫阴道炎   B. 外阴阴道假丝酵母菌病

  C. 宫颈炎   D. 盆腔炎

  E. 外阴炎

24. 林女士，55 岁，绝经 4 年，白带增多伴外阴瘙痒 2 周。妇科检查：阴道上皮萎缩变薄，有充血糜烂，宫颈刮片未发现恶性肿瘤细胞。诊断为老年性阴道炎。对该病人的护理措施**不妥**的是

  A. 用酸性溶液灌洗阴道增加阴道酸度

  B. 用大剂量雌激素阴道给药增加阴道抵抗力

  C. 顽固病例可口服尼尔雌醇

  D. 保持外阴清洁干燥

  E. 发现异常及时到医院检查

25. 某工厂女性员工中滴虫阴道炎发病率很高，为预防其传播，下列措施**不必要**的是

  A. 预防性服用甲硝唑   B. 改盆浴为淋浴

  C. 改坐式马桶为蹲厕   D. 相互不借用浴巾

  E. 积极治疗病人及带虫者

26. 赵女士，62 岁，近半个月来阴道流黄水样分泌物，有时带血，经检查排除恶性肿瘤，最可能的诊断是

  A. 滴虫阴道炎   B. 老年性阴道炎

C. 宫颈糜烂   D. 宫颈息肉

    E. 子宫内膜炎

27. 解女士, 35 岁, 近几天感到外阴瘙痒, 白带增多, 呈稀薄状且有腥臭味, 应建议她到医院做

    A. 阴道窥器检查   B. 宫颈刮片

    C. 宫颈管涂片   D. 阴道侧壁涂片

    E. 阴道分泌物检查

28. 一围绝经期妇女, 在接受大量雌激素治疗期间外阴奇痒和灼痛, 分泌物增多, 呈白色豆渣样。下列局部处理措施, 最为适宜的是

    A. 1% 乳酸溶液阴道灌洗   B. 0.5% 醋酸溶液阴道灌洗

    C. 1:5 000 高锰酸钾溶液坐浴   D. 2% 碳酸氢钠溶液阴道灌洗

    E. 生理盐水阴道灌洗

29. 李女士, 35 岁, 已婚。白带增多, 外阴瘙痒 7d, 分泌物中找到阴道毛滴虫。护士应指导病人在阴道内放置的药物是

    A. 磺胺类药物   B. 雌激素

    C. 甲硝唑栓剂   D. 克霉唑栓剂

    E. 制霉菌素片

30. 吴女士, 34 岁, 已婚, 有 2 次人工流产史, 在妇科疾病普查时被诊断为慢性宫颈炎, 该病的主要临床症状是

    A. 腰骶部疼痛   B. 白带增多

    C. 不孕   D. 月经失调

    E. 下腹坠痛

31. 孙女士, 32 岁, 已婚。自诉近 2 次性生活后有少量阴道出血。妇科检查：见宫颈口突出 2 个色鲜红、易出血、质软而脆、有细蒂与宫颈相连的如黄豆样大小的组织, 应考虑

    A. 宫颈柱状上皮异位   B. 宫颈息肉

    C. 宫颈肥大   D. 宫颈管炎

    E. 宫颈腺体囊肿

32. 吴女士, 34 岁, 已婚, 有 2 次人工流产史, 在妇科疾病普查时被诊断为慢性宫颈炎, 拟行物理治疗, 物理治疗的时间应选择在月经干净后

    A. 1~2d   B. 3~7d

    C. 8~9d   D. 10~14d

    E. 15d 以后

33. 潘女士, 32 岁, 尚未生育, 体检时发现慢性宫颈炎, 针对该病人最合适的处理是

    A. 门诊随访观察   B. 局部药物治疗

    C. 口服抗生素   D. 宫颈锥切术

    E. 排除早期宫颈癌后进行物理治疗

34. 李女士, 35 岁, 白带增多半年, 近来出现性交后出血, 妇科检查宫颈充血、水肿,

附件未见异常，为排除宫颈癌，首选的检查项目是

    A. 阴道分泌物悬滴法检查   B. 宫颈活检

    C. 宫颈碘试验   D. 宫颈刮片细胞学检查

    E. 宫腔镜检查

35. 胡女士，32岁，慢性宫颈炎物理治疗后，护士指导其禁止性交和盆浴的时间是

    A. 2 周   B. 4 周

    C. 5 周   D. 8 周

    E. 10 周

36. 李女士，28岁，已婚，G_3P_1，主诉劳累后感腰骶部坠痛，诊断为盆腔炎性疾病后遗症，关于盆腔炎性疾病后遗症的描述，**不恰当**的是

    A. 一般不影响受孕

    B. 常有月经失调、经量增多及痛经

    C. 下腹部腰骶部酸痛，劳累、月经期加重

    D. 可有神经衰弱症状

    E. 大多数因急性盆腔炎治疗不彻底迁延所致

37. 李女士，28岁，已婚，G_3P_1，主诉劳累后感腰骶部坠痛，诊断为盆腔炎性疾病后遗症，以下护理措施中**不妥**的是

    A. 嘱病人休息时取半坐卧位   B. 指导病人坚持服用抗生素治疗

    C. 增加营养，适度锻炼身体   D. 关心病人，解除思想顾虑

    E. 治疗时宜采取综合治疗方法

A3 型题

（38~41 题共用题干）

林女士，26岁，46d前药物流产，1周前行清宫术，近2d感下腹部坠痛伴里急后重感，外阴脓性分泌物。查体：腹部压痛、反跳痛，宫颈举痛。

38. 该病人最可能的临床诊断是

    A. 急性阴道炎   B. 慢性宫颈炎

    C. 急性盆腔炎   D. 急性阑尾炎

    E. 异位妊娠

39. 该病主要的治疗方法是

    A. 卧床休息   B. 物理治疗

    C. 抗生素治疗   D. 手术治疗

    E. 中药活血化瘀和清热解毒

40. 该病的可能传播途径是

    A. 血液循环播散   B. 淋巴系统蔓延

    C. 直接蔓延   D. 沿生殖道上行蔓延

    E. 间接传播

41. 该病人宜采取的体位是

    A. 平卧位   B. 半卧位

C. 俯卧位   D. 端坐位

    E. 膀胱截石位

（42~43 题共用题干）

李女士，38 岁，1-0-2-1，普查时发现宫颈表面充血明显、凹凸不平，行宫颈刮片细胞学检查未见癌细胞。

42. 对该病人的最佳治疗方法是

    A. 阴道灌洗   B. 宫颈切除

    C. 局部用消炎药   D. 物理治疗

    E. 口服抗生素

43. 如选用物理疗法，对该病人进行健康指导时**不正确**的是

    A. 做物理治疗前先排除宫颈癌

    B. 术后 1 个月，局部脱痂时可有少量出血

    C. 指导病人保持外阴清洁

    D. 术后 2 个月内禁性生活和盆浴

    E. 2 次月经干净后复查

（44~47 题共用题干）

张女士，43 岁，自述白带增多，外阴瘙痒伴灼热感 1 周。妇科检查见阴道黏膜充血，有散在红色斑点，白带呈泡沫状，灰黄色，质稀薄，有腥臭味。

44. 该病人最可能的临床诊断是

    A. 滴虫阴道炎   B. 外阴阴道假丝酵母菌病

    C. 老年性阴道炎   D. 慢性宫颈炎

    E. 慢性盆腔炎

45. 适宜阴道毛滴虫生长、繁殖的阴道 pH 为

    A. 3.5~4.0   B. 4.2~5.0

    C. 5.2~6.6   D. 6.8~7.2

    E. 7.5~8.0

46. 告知此病人该病治愈的标准是治疗后

    A. 无自觉症状，白带量不多

    B. 在 1 次月经后复查白带阴性

    C. 1 个疗程后复查白带阴性

    D. 在每次月经后复查白带连续 3 次阴性

    E. 在 2 次月经后复查白带连续 2 次阴性

47. 在本病的预防中，**不正确**的是

    A. 及时发现和治疗病人

    B. 医疗单位注意消毒隔离，防止交叉感染

    C. 注意合理使用抗生素和雌激素

    D. 被褥、内裤等要勤换，用开水烫或煮沸

    E. 改善公共卫生设施，切断传染途径

（48~50题共用题干）

郭女士，35岁，已婚，白带增多伴外阴瘙痒。妇科检查发现阴道黏膜充血，白带稠厚，呈豆渣样。

48. 该病人最可能的诊断为

    A. 急性盆腔炎   B. 淋病

    C. 慢性宫颈炎   D. 外阴阴道假丝酵母菌阴道病

    E. 滴虫阴道炎

49. 为确定诊断，首选的辅助检查是

    A. 诊断性刮宫   B. 阴道分泌物检查

    C. 阴道脱落细胞检查   D. B超检查

    E. 尿常规检查

50. 局部治疗阴道放药应放在

    A. 阴道口   B. 阴道后穹隆部

    C. 阴道后壁   D. 阴道前壁

    E. 放在阴道任何部位

（51~54题共用题干）

张女士，35岁，阴道分泌物增多伴轻度外阴瘙痒1周。妇科检查见分泌物呈灰白色，均匀一致，有鱼腥臭味，黏附于阴道壁，阴道黏膜无充血。

51. 对该病人进行妇科检查时，正确的操作是

    A. 取分泌物前先用新苯扎氯铵冲洗外阴

    B. 采用肥皂液润滑窥阴器

    C. 取分泌物检查前不做双合诊

    D. 取分泌物直接在显微镜下寻找致病菌

    E. 一般不做分泌物细菌定性培养

52. 该病人最可能的临床诊断是

    A. 滴虫阴道炎   B. 外阴阴道假丝酵母菌病

    C. 细菌性阴道病   D. 子宫颈炎

    E. 非特异性外阴炎

53. 与该病有关的诱发因素是

    A. 长期应用抗生素   B. 绝经后期

    C. 脚部感染真菌   D. 盆浴

    E. 性交频繁

54. 关于该病人的治疗，**不正确**的是

    A. 应查出诱发因素以消除诱因   B. 首选甲硝唑治疗

    C. 应选用广谱抗生素   D. 性伴侣不需常规治疗

    E. 治疗后无症状者不需常规随访

（胡蘅芬）

第四章 性传播疾病病人的护理

【重点、难点提示】

性传播疾病是指主要通过性接触，类似性行为及间接接触传播的一组传染病，我国重点监测的性传播疾病有 8 种，包括淋病、梅毒、非淋病菌性尿道炎、尖锐湿疣、生殖器疱疹、软下疳、性病性淋巴肉芽肿和艾滋病。

1. 淋病 由淋病奈瑟菌感染引起，其发病率居我国性传播疾病首位，绝大多数通过性交直接传染，以泌尿生殖系统化脓性感染为主要临床表现，合并妊娠易发生胎膜早破、胎儿窘迫、胎儿生长受限、新生儿淋菌性结膜炎等。主要护理措施是指导病人遵循尽早、彻底、及时、足量、规范用药的原则，首选药物为头孢曲松钠。教会病人做好消毒隔离，病人内裤、浴盆、毛巾应煮沸 5~10min，病人所接触的物品及器具用 1% 苯酚溶液浸泡。治疗后 7 天复查分泌物，以后每月复查一次，连续 3 次阴性方能确定治愈。性伴侣做淋病相关检查，应同时接受治疗。

2. 梅毒 由苍白密螺旋体引起的慢性全身性的性传播疾病，性接触是最主要的传播途径，占 95%，早期主要表现为皮肤黏膜损害，晚期侵犯心血管、神经系统等重要器官，患梅毒的孕妇能通过胎盘将螺旋体传给胎儿，引起晚期流产、早产、死产或分娩先天梅毒儿。主要护理措施是向病人讲解规范治疗的必要性，首选青霉素治疗。治疗期间禁止性交，性伴侣同时进行检查和治疗，治疗后进行随访。第 1 年每 3 个月复查 1 次，以后每半年复查 1 次，连续复查 2~3 年。

3. 尖锐湿疣 由人乳头状瘤病毒（HPV）感染引起的鳞状上皮疣状增生病变的性传播疾病，HPV 主要经性交直接传播，新生儿可通过患病母亲的产道感染，病灶特征为在外阴、阴道壁及宫颈等处可见散在或呈簇状增生的粉色或白色乳头状疣，病灶增大后互相融合形成鸡冠状或菜花状。主要护理措施是指导病人用物理及手术方法去除疣体，待创面愈合后再采用药物局部治疗。加强性知识教育，避免混乱的性关系，注意性生活卫生。病人接触过的衣物、生活用品要及时消毒，严格隔离，防止交叉感染。WHO 推荐性伴侣进行尖锐湿疣检查及治疗，性生活推荐使用避孕套。

4. 生殖器疱疹 由单纯疱疹病毒（HSV）引起的性传播疾病，主要通过性交传播，主要表现外阴及肛周丘疹，单簇或散在多簇，继之形成水疱。主要护理措施是指导病人遵医嘱服用抗病毒药物，用药后应注意药物疗效和不良反应。向育龄病人解释新生儿 HSV 感染的危险性，加强孕前指导。给予病人性伴侣正确咨询和指导，并教会安全套的使用方法及注意事项。

5. 获得性免疫缺陷综合征　由人类免疫缺陷病毒（HIV）引起的性传播疾病，又称艾滋病，其传播途径有：①经性接触直接传播，包括同性接触及异性接触；②经血液传播，见于吸毒者共用注射器，接受HIV感染的血液、血制品、体液等；③垂直传播，孕妇感染HIV能通过胎盘传染给胎儿，或分娩时经软产道及出生后母乳喂养感染新生儿。艾滋病病人早期常无明显异常，部分病人有原因不明的淋巴结肿大，晚期表现为全身性、进行性病变（机会性感染、恶性肿瘤等）。目前艾滋病无特效治疗药物，多为对症治疗。主要护理措施是指导病人积极配合诊治，根据病人的病情给予有效的处理，观察病人的病情变化情况，注意免疫功能检查及病毒载量的测定。

【复习题】

A1 型题

1. 发病率居我国性传播疾病之首的是
    A. 梅毒
    B. 尖锐湿疣
    C. 淋病
    D. 单纯疱疹
    E. 获得性免疫缺陷综合征
2. 对淋病奈瑟菌具有抵抗力的是
    A. 潮湿
    B. 高温
    C. 肥皂
    D. 消毒剂
    E. 干燥
3. 淋病的潜伏期为
    A. 24h
    B. 1~2d
    C. 3~7d
    D. 10~15d
    E. 20~30d
4. 关于淋病的临床特点，**不正确**的是
    A. 主要症状是尿频、尿急、尿痛，白带增多
    B. 白带通常为稀薄泡沫状
    C. 有脓性分泌物自宫颈口流出
    D. 可有外阴部红肿疼痛
    E. 可以通过污染衣物、马桶等间接传播
5. 治疗急性淋病的首选药物是
    A. 头孢曲松钠
    B. 诺氟沙星
    C. 庆大霉素
    D. 四环素
    E. 甲硝唑
6. 关于淋病的治疗，下列**不正确**的是
    A. 治疗原则是尽早、彻底、及时、足量、规范用药
    B. 首选药物以第三代头孢菌素为主
    C. 性伴侣需同时接受治疗

D. 淋病产妇所娩新生儿应及时应用1%硝酸银滴眼液以防淋菌性结膜炎

E. 治疗结束后检查淋菌阴性即可确定为治愈

7. 尖锐湿疣的病原体是

    A. 单纯疱疹病毒   B. 淋病奈瑟菌

    C. 乙型溶血性链球菌   D. 人乳头状瘤病毒

    E. 苍白密螺旋体

8. 尖锐湿疣的主要传播途径是

    A. 医疗器具   B. 肌肤接触

    C. 性交直接传播   D. 污染的衣物

    E. 污染的浴具

9. 针对尖锐湿疣**不恰当**的处理措施是

    A. 以局部用药为主

    B. 大的尖锐湿疣可行手术切除

    C. 治疗期间禁止性生活

    D. 可用冷冻治疗，CO_2 激光治疗

    E. 孕妇无须治疗，选择剖宫产终止妊娠

10. 梅毒的潜伏期为

    A. 7~10d   B. 2~4 周

    C. 5~6 周   D. 7~8 周

    E. 9~10 周

11. 对梅毒病人**不恰当**的处理原则是

    A. 治疗期间性生活无禁忌

    B. 首选青霉素，用药足量，疗程规则

    C. 治疗后定期随访，连续 2~3 年

    D. 临床治愈为各种损害消退，症状消失

    E. 血清学治愈为梅毒血清学试验阴性，脑脊液检查阴性

A2 型题

12. 王女士，26 岁，白带呈黄色脓性，有尿急、尿痛、排尿困难。妇科检查：外阴、阴道及尿道口红肿充血，从阴道前壁压迫尿道及尿道旁腺有脓液外溢，该病人最可能的临床诊断是

    A. 外阴炎   B. 尖锐湿疣

    C. 淋病   D. 前庭大腺炎

    E. 急性宫颈炎

13. 刘女士，26 岁，因"尖锐湿疣"来院就诊，护士向她讲解正规治疗的要求时，告诫她不坚持规范治疗的后果是

    A. 以后可能会影响生育功能   B. 可能因此引起急性盆腔炎

    C. 发生宫颈癌的风险增加   D. 可引起外阴白癜风

    E. 可并发病毒性肝炎

14. 吴女士,32岁,护士正在向其讲解获得性免疫缺陷综合征的传播途径,在其传播途径中,**不包括**

A. 性接触
B. 握手
C. 妊娠
D. 分娩
E. 输血

（莫洁玲）

第五章 | 妇科手术配合及护理

【重点、难点提示】

妇科腹部手术依据急缓程度可分为择期手术、限期手术和急诊手术三种。按手术的范围可主要分为卵巢囊肿剥除术、附件切除术、子宫肌瘤剥除术、全/次子宫切除术、附件切除术、次广泛性子宫切除术、广泛性子宫切除及盆腔淋巴结清扫术、剖腹探查术、卵巢肿瘤细胞减灭术等。其中子宫切除术也可经由阴道实施。

术前备皮范围上自剑突下，下至两侧大腿上 1/3 处及外阴部，两侧至腋中线，操作应当轻柔，避免皮肤损伤。腹腔镜手术的病人，应特别注意脐部的清洁。肠道准备分为机械性肠道准备和饮食管理，有时也会根据手术要求及个体情况给予肠道抑菌药物。麻醉清醒后可取低半卧位，头颈部垫枕并抬高头部 15°~30°。硬膜外麻醉者，术后可睡软枕平卧 4~6h，生命体征平稳后即可采取半卧位。蛛网膜下腔麻醉者（腰麻），去枕平卧 4~6h，以防头痛。通常术后每 15~30min 观察一次血压、脉搏、呼吸并记录，直到病情稳定后改为每 4h 一次，持续 24h，病情稳定者可改为每日 4 次测量并记录，直至正常后 3d。注意观察病人的意识、面色、末梢循环及切口情况、阴道有无出血等，发现异常应及时通知医生。

外阴、阴道手术是妇科常用手术，如外阴癌根治术、前庭大腺脓肿切开引流术、处女膜切开术、会阴裂伤修补术、经阴道子宫切除术、阴道成形术、尿瘘修补术等。其与腹部手术不同在于其手术部位神经血管较为丰富，前方有尿道，后方邻近肛门等特点，导致病人容易出现与疼痛、感染和出血等相关的护理问题，由于手术部位涉及女性生殖系统，隐私性强，故对病人的心理问题也应予重视。术前备皮范围为上自耻骨联合上 10cm，下至会阴部、肛门周围、腹股沟和大腿上 1/3 处。外阴、阴道手术术后护理与腹部手术病人相似，要特别注意加强外阴部的护理。

【复习题】

A1 型题

1. 妇科腹部手术的备皮范围应是

    A. 上自剑突下，两侧至腋中线，下达阴阜和大腿上 1/3 处

    B. 上自脐部，两侧至腋中线，下达阴阜和大腿上 1/3 处

    C. 上自剑突下，两侧至腋前线，下达阴阜和大腿上 1/3 处

D. 上自剑突下,两侧至腋中线,下达大腿上 1/3 处

E. 上自剑突下,两侧至腋前线,下达大腿上 1/3 处

2. 病人,女性,52 岁,因外阴癌根治术后 5d 伤口感染,下列护理措施**不妥**的是

    A. 大小便后用络合碘溶液消毒外阴部

    B. 常规冲洗外阴后予无菌纱布覆盖

    C. 局部红外线照射

    D. 予 1:5 000 高锰酸钾溶液坐浴

    E. 嘱病人双下肢屈膝外展,膝下垫软枕,减少外阴部和腹股沟的张力,保持外阴局部清洁干燥

3. 外阴癌最常见于

    A. 会阴   B. 小阴唇

    C. 阴道口   D. 大阴唇

    E. 阴道前庭

4. 外阴根治术术后应采取的体位是

    A. 侧卧位   B. 平卧位

    C. 半坐卧位   D. 截石位

    E. 平卧,双腿外展屈曲,膝垫软枕

5. 关于宫颈癌术后病人导尿管的护理,下列护理措施**错误**的是

    A. 保持导尿管固定通畅,避免牵拉

    B. 导尿管需保留 7~14d

    C. 若残余尿量≥50ml,必须重新留置导尿管

    D. 拔除导尿管后嘱病人多饮水,定期排尿

    E. 拔除导尿管前,注意训练膀胱恢复收缩力

6. 阴道手术后应保持大小便通畅,以下措施中**不妥**的是

    A. 控制病人手术 5d 后排大便

    B. 行外阴擦洗,以预防泌尿系感染

    C. 拔尿管后应观察病人的排便情况

    D. 保留导尿管 24h

    E. 为软化大便,可于术后第 3 天晚开始口服蓖麻油 30ml

7. 随着麻醉医学的发展,术前禁食禁饮的时间也有所改变。除合并胃排空延迟、胃肠蠕动异常和急诊手术等病人外,关于术前最短禁食时间描述正确的是

    A. 术前 6h 开始禁食清淡流质

    B. 术前 2h 开始禁食清淡流质

    C. 术前 12h 开始禁食肉类、油炸和高脂食物

    D. 术前 8h 开始禁食清淡流质

    E. 术前 24h 开始禁食肉类、油炸和高脂饮食

8. 一般腹部手术病人留置导尿的时间

    A. 1~2d   B. 5~7d

C. 8~12d   D. 10~14d

E. 2~3 周

9. 病人，女性，35 岁，行宫颈锥切术后，阴道内填塞的纱布取出时间正确的是

A. 72~96h   B. 48~72h

C. 36~48h   D. 24~36h

E. 12~24h

10. 有关妇科腹部手术后病人的护理内容，应除外

A. 协助病人术后早期下床活动，可以预防或减轻腹胀

B. 胃肠减压的病人应禁食

C. 术后疼痛是正常的，不要轻易用药

D. 指导病人增加蛋白质及维生素的摄入

E. 全麻尚未清醒期间病人要有专人看护

A2 型题

11. 张女士，40 岁，近日由于宫颈癌需做广泛性子宫切除和盆腔淋巴结清扫术，手术前 1d 的准备内容**不包括**

A. 灌肠   B. 备皮

C. 导尿   D. 镇静

E. 化验检查

12. 李女士，40 岁，因子宫肌瘤拟行经腹子宫全切术，术前各项检查均无异常。术前 3d 需做的准备是

A. 禁食   B. 清洁灌肠

C. 皮肤准备   D. 阴道准备

E. 胃肠道准备

13. 雷女士，72 岁，因子宫脱垂入院进行手术治疗，责任护士做阴式手术术前护理配合，下列**不必要**的是

A. 手术备皮   B. 宫颈和穹隆部涂 1% 甲紫（龙胆紫）

C. 药物过敏试验   D. 阴道灌洗

E. 术前 1 晚，午夜后禁食

A3 型题

（14~15 题共用题干）

黄女士，50 岁，既往体健，无不良嗜好。半年前因出现同房后阴道出血到医院就诊，诊断为宫颈癌收治入院。入院后完善一系列术前检查和准备后行广泛性子宫切除术。

14. 该病人术后拔除导尿管的时间是

A. 术后 24h   B. 术后 8h

C. 术后 48h   D. 术后 5d

E. 术后 7~14d

15. 为该病人提供的护理措施，应**除外**

A. 保持床单位清洁、舒适

B. 术后每 15~30min 观察并记录生命体征，平稳后改为每 4h 一次，持续 24h

C. 常规阴道灌洗每日 2 次，保持外阴部清洁

D. 保持导尿管、腹腔引流管通畅

E. 保持尿管通畅，避免受压、打折、弯曲

（王 琴）

第六章 | 外阴色素减退性疾病病人的护理

【重点、难点提示】

外阴慢性单纯性苔藓是鳞状上皮细胞良性增生为主的外阴疾病。镜下可见病变部位上皮细胞层次排列整齐，极性保持，细胞大小及核形、染色正常。该病病因不明。主要表现为外阴奇痒难忍，严重者坐卧不安，影响生活。病变主要累及阴蒂包皮、大阴唇、阴唇间沟、阴唇后联合等处，可为孤立、多发或左右形态对称性病灶。早期病变较轻时，外阴皮肤多为暗红或粉红色，加重后则呈现白色。病变晚期表现为皮肤增厚，色素沉着，皮肤纹理明显，呈苔藓样改变。严重者可见表皮抓痕、皲裂、溃疡等。

外阴硬化性苔藓是以外阴及肛周表皮萎缩变薄、色素减退呈白色病变为主要特征的疾病。其病因尚未明确。2%~5% 的病例有恶变可能。主要表现为外阴瘙痒、性交痛及外阴烧灼感，晚期可出现性交困难。病损常位于大阴唇、小阴唇、阴蒂包皮、阴唇后联合及肛周，多呈对称性。早期可见皮肤发红肿胀，出现粉红、象牙白色或有光泽的多角形小丘疹，丘疹融合成片后呈紫癜状；进一步发展可见外阴萎缩，大阴唇变薄，小阴唇变小甚至消失，皮肤颜色变白、发亮、皱缩、弹性差，常伴有皲裂及脱皮，病变通常对称，并可累及会阴及肛周而呈蝴蝶状。晚期病变皮肤菲薄，阴道口挛缩狭窄。幼女瘙痒症状多不明显，可能仅在排尿或排便后外阴及肛周有不适感，至青春期多数病变可自行消失。

【复习题】

A1 型题

1. 关于外阴色素减退性疾病的病变，下列描述正确的是
   - A. 呈不规则片状
   - B. 病变常呈不对称性
   - C. 多见于青春期少女
   - D. 呈蝴蝶斑状
   - E. 主要累及大阴唇、阴唇间沟、阴蒂包皮等处

2. 外阴色素减退性疾病病因不明，但可能与其有关的是
   - A. 慢性损伤
   - B. 外阴过敏
   - C. 局部营养失调
   - D. 代谢紊乱
   - E. 外阴局部潮湿、阴道排出物刺激

3. 下列属于外阴色素减退性病变的是
   - A. 外阴阴道假丝酵母菌病
   - B. 继发外阴色素减退性疾病

C. 白化病　　　　　　　　　　　　D. 外阴硬化性苔藓

E. 外阴白癜风

4. 关于外阴色素减退性疾病,下列描述正确的是

　A. 外阴色素减退性疾病的病因是假丝酵母菌

　B. 外阴硬化性苔癣的病因可能与遗传、自身免疫性疾病、雌激素不足有关

　C. 外阴慢性单纯性苔藓常继发癌变

　D. 外阴色素减退性疾病病理变化恒定,任何病变区域一次活检均能诊断

　E. 治疗原则以手术切除为宜

5. 关于外阴色素减退性疾病,下列描述正确的是

　A. 外阴慢性单纯性苔藓常恶变,故宜早期手术治疗

　B. 外阴单纯性苔藓如不及时治疗,将发展为外阴硬化性苔藓

　C. 因恶变率很低,很少采用手术治疗

　D. 诊断主要依靠临床表现

　E. 依靠活检诊断,取甲苯胺蓝染色,醋酸涂抹后颜色最浅的部位组织送病理

6. 关于外阴色素减退性疾病的病理变化,描述**错误**的是

　A. 表皮层角化过度

　B. 上皮脚之间的真皮层乳头明显,并水肿

　C. 表皮层角化不全

　D. 棘细胞层不规则增厚

　E. 上皮细胞层次排列偶有不齐,且极性丧失

7. 外阴色素减退性疾病的一般治疗,下列描述**错误**的是

　A. 不食用辛辣、刺激性食物

　B. 避免用手或器械搔抓患处

　C. 如瘙痒严重,可用热水或肥皂擦洗以缓解症状

　D. 衣着宽大、透气

　E. 如精神紧张,可采用镇静、安眠等内科治疗

A2 型题

8. 吴女士,26 岁,外阴奇痒 2d 入院。妇科检查:两侧小阴唇增厚,外阴黏膜不红,阴道畅,皱襞正常,无异常分泌物,分泌物量正常,宫颈柱状、光滑,子宫前位,正常大小,双附件(−),为确诊应选用的检查方法是

　A. 外阴活组织病理检查　　　　　　B. 阴道分泌物涂片

　C. 宫颈涂片　　　　　　　　　　　D. 阴道镜

　E. 盆腔 B 超

9. 曹女士,50 岁,因外阴瘙痒严重入院,妇科检查发现大阴唇、阴唇间沟、阴蒂皮肤纹理明显突出、增厚,并有苔藓样变,为确诊此病,应做的检查为

　A. 诊断性治疗　　　　　　　　　　B. 外阴活组织病理检查

　C. 阴道分泌物检查　　　　　　　　D. 测血糖

　E. 根据临床表现即可确诊

10. 黄女士，50岁，因外阴瘙痒而就医，组织病理诊断为增生型营养不良，下列治疗中正确的是

    A. 因有恶变趋向，应及早手术治疗　　B. 全身治疗

    C. 补充多量维生素　　D. 活检有非典型增生时手术治疗

    E. 全身＋局部治疗

11. 小丽，6岁，排便后感肛周不适入院，妇科检查发现外阴及肛周见白色病损，下列说法正确的是

    A. 诊断为外阴鳞状上皮增生　　B. 治疗主要是使用丙酸睾酮局部涂擦

    C. 青春期有自愈可能　　D. 应积极手术治疗，防止恶变

    E. 其病因为外阴卫生不良

（李　琴）

第七章 │ 外阴肿瘤病人的护理

【重点、难点提示】

外阴良性肿瘤有纤维瘤、平滑肌瘤、乳头瘤及汗腺瘤等，呈结节状，虽无症状，但为避免恶变，均应及时切除并做病理活检。

外阴癌是女性最常见的外阴恶性肿瘤，以外阴鳞状细胞癌最常见，外阴癌的转移途径以直接浸润和淋巴转移较常见，直接浸润时癌灶沿皮肤、黏膜可侵及阴道、尿道，晚期可累及直肠和膀胱。主要症状为不易治愈的外阴瘙痒；晚期出现疼痛，侵犯直肠、尿道或膀胱时出现大小便异常。体征为外阴肿物，如结节状、菜花状或溃疡状，搔抓后破溃、出血，易合并感染，以大阴唇最常见。腹股沟淋巴结受累可扪及肿大、质硬、固定的肿块；术后协助病人取平卧、双腿外展屈膝体位，并在腘窝下垫一软枕以缓解疼痛。

【复习题】

A1 型题

1. 外阴恶性肿瘤仅局限于外阴部，无淋巴结转移，则分期应为

    A. Ⅰ期   B. Ⅱ期

    C. Ⅲ期   D. ⅣA 期

    E. ⅣB 期

2. 常见的外阴良性肿瘤**不包括**

    A. 黑色素瘤   B. 乳头瘤

    C. 纤维瘤   D. 平滑肌瘤

    E. 汗腺瘤

3. 外阴鳞状上皮内病变最有可能的病因为

    A. 人乳头状瘤病毒（HPV）感染   B. 外阴性传播疾病

    C. 肛门 - 生殖道瘤病变   D. 免疫抑制

    E. 吸烟

4. 外阴鳞状上皮内病变的病理特征为

    A. 鳞状上皮层内细胞增生

    B. 淋巴细胞和浆细胞浸润

    C. 鳞状上皮层内细胞分化不良、核异常及核分裂象增加

D. 有角化珠和细胞间桥

E. 常有淋巴管和神经周围的侵犯

5. 外阴恶性肿瘤最常见的病种为

    A. 腺癌   B. 恶性黑色素瘤

    C. 基底细胞癌   D. 疣状癌或肉瘤

    E. 鳞状细胞癌

6. 外阴癌的预后与下列临床因素最为相关的是

    A. 癌灶大小和部位   B. 治疗措施

    C. 手术病理分期   D. 肿瘤分化

    E. 有无淋巴转移

7. 有恶变倾向的外阴良性肿瘤是

    A. 平滑肌瘤   B. 纤维瘤

    C. 脂肪瘤   D. 乳头状瘤

    E. 汗腺瘤

8. 有关外阴恶性肿瘤的描述，下列**错误**的是

    A. 单纯疱疹病毒Ⅱ型、人乳头状瘤病毒、巨细胞病毒等与外阴癌有关

    B. 外阴鳞状细胞癌最常见的转移方式是直接浸润和淋巴转移

    C. 临床表现为不易治愈的外阴瘙痒和不同形态的肿物

    D. 外阴鳞状细胞癌对放疗敏感，应采取放疗辅以手术治疗

    E. 预后与病灶大小、部位、细胞分化程度、有无淋巴结转移、治疗措施等有关

9. 外阴鳞状上皮内病变一般**不表现**为

    A. 外阴瘙痒   B. 皮肤破损

    C. 丘疹   D. 白带增多

    E. 斑点

10. 确诊外阴癌最可靠的方法是

    A. 阴道镜   B. 碘试验

    C. 外阴活体组织病理检查   D. 外阴溃疡

    E. 聚合酶链反应（PCR）

11. 外阴癌的主要治疗方法是

    A. 手术治疗   B. 激光治疗

    C. 放疗   D. 化疗

    E. 药物治疗

12. 外阴癌晚期主要转移方式

    A. 直接浸润   B. 淋巴转移

    C. 血行转移   D. 直接浸润+淋巴转移

    E. 种植转移

A2 型题

13. 李女士，50岁，细胞学已证实为早期阴道鳞状上皮癌，有不规则阴道出血、白带

增多,无癌细胞转移,应选用的治疗措施是

  A.手术+放射治疗   B.放疗

  C.化疗   D.孕激素治疗

  E.化疗+手术

14. 刘女士,55岁,外阴癌手术后,手术标本经组织病理学确诊,病变侵犯至会阴邻近结构(下1/3阴道)但淋巴转移阴性。按FIGO(2009年手术病理分期)分期标准,它属于

  A. ⅠB期   B. Ⅱ期

  C. ⅢA期   D. ⅢB期

  E. ⅢC期

A3型题

(15~16题共用题干)

女性病人,50岁因外阴瘙痒、烧灼感半年余及皮肤溃疡1月余而就诊,检查时发现右侧大阴唇有多个丘疹或斑点呈灰白色,有明显抓痕,并可见一约2cm×2.5cm大小皮肤破溃面,表面稍有渗出。

15. 根据以上临床表现和体征,该病人最可能患的疾病是

  A.外阴湿疹   B.外阴上皮内非瘤样病变

  C.外阴鳞状上皮内病变   D.外阴鳞状细胞癌

  E.外阴黑色素瘤

16. 该病**不包括**

  A.轻度不典型增生   B.中度不典型增生

  C.重度不典型增生   D.鳞状上皮化生

  E.原位癌

(17~19题共用题干)

病人女性,65岁,因外阴瘙痒和出现外阴白斑反复局部药物和物理治疗一年无效,出现外阴肿物2月余而就诊,检查发现,右侧腹股沟可扪及一约2cm×3cm大小淋巴结,质较硬,活动度差,但表面尚光滑。外阴右侧大阴唇可见一约4cm×5cm大小菜花样肿物,表面有溃烂,触之易出血,基底似与骨质相连,活动度差,其余妇科检查未发现异常。

17. 根据临床表现和体征,该病人最可能患的疾病是

  A.外阴乳头瘤   B.外阴硬化性苔藓

  C.外阴纤维瘤   D.外阴鳞状细胞癌

  E.外阴黑色素瘤

18. 如果右侧腹股沟和外阴右侧大阴唇肿物活检组织病理学确诊为恶性肿瘤,按FIGO(2009年手术病理分期)分期标准,它可能属于

  A. ⅠA期   B. ⅠB期

  C. Ⅲ期   D. ⅡA期

  E. ⅡB期

19. 若病人心、肝、肾、血液功能检查均正常,其首选治疗为
    A. 单纯手术治疗   B. 化疗
    C. 手术治疗为主,辅以放射治疗   D. 单纯放射治疗
    E. 免疫治疗

（王丙娟）

第八章 | 子宫颈肿瘤病人的护理

【重点、难点提示】

本章的重点是子宫颈鳞状上皮内病变、子宫颈癌的护理评估和护理措施。难点是子宫颈鳞状上皮内病变的病理表现、子宫颈癌的临床分期和组织学分类。

（一）子宫颈鳞状上皮内病变

1. 子宫颈鳞状上皮内病变是与子宫颈浸润癌密切相关的一组子宫颈病变，常发生于25~35 岁妇女，大部分低级别的鳞状上皮内病变可自然消退，但高级别鳞状上皮内病变具有癌变可能性，可能发展为浸润癌，宫颈上皮内病变反映了子宫颈癌发生发展中的连续过程，通过筛查发现宫颈病变，是预防宫颈癌的有效措施。

2. 护理评估要点

（1）病因评估：子宫颈鳞状上皮病变和子宫颈癌与人乳头状瘤病毒感染、性行为及分娩次数、吸烟、地理位置及种族等因素有关。

（2）临床表现：①常无自觉症状，偶有阴道分泌物增多；②在性交后或妇科检查后出现接触性出血；③妇科检查：或见宫颈柱状上皮异位表现，或见局部红斑、白色上皮，但未见明显病灶。

（3）辅助检查：①子宫颈细胞学检查是子宫颈鳞状上皮病变及早期子宫颈癌筛查的基本方法；②HPV 检测敏感性较高，特异性较低。③子宫颈活组织检查是确诊子宫颈鳞状上皮内病变的可靠方法。

（4）治疗要点：①LSIL 约 60% 会自然消退，细胞学检查为 LSIL 及以下者可观察随访；②HSIL 可发展为浸润癌，需要治疗。阴道镜检查充分者可用子宫颈锥切术或消融治疗；阴道镜检查不充分者宜采用子宫颈锥切术（LEEP）。

3. 常见护理诊断/问题　焦虑、知识缺乏。

4. 护理措施要点

（1）一般护理：协助病人配合诊疗、接受诊治方案，评估病人目前的身心状况。

（2）知识宣教：利用挂图、实物、宣传资料等向病人介绍子宫颈鳞状上皮内病变的医学常识；介绍诊治过程及有效的应对措施。解除其疑虑，缓解其不安情绪，使病人能以积极态度接受诊治过程。

（3）心理护理：为病人提供安全、隐蔽的环境，鼓励病人提问，与其共同讨论健康问题，解除其疑虑，缓解其不安情绪，使病人能以积极态度接受诊治过程。

(二) 子宫颈癌

1. 子宫颈癌是最常见的妇科恶性肿瘤。高发年龄为 50~55 岁。由于子宫颈癌筛查的普及，人们得以早期发现和治疗子宫颈癌和癌前病变，其发病率和病死率明显下降。

2. 护理要点

(1) 病因：同"子宫颈鳞状上皮内病变"。

(2) 临床表现：①阴道流血：常表现为接触性出血，即性生活或妇科检查后阴道流血；②阴道排液：多数病人有白色或血性、稀薄如水样或米泔状、有腥臭味的阴道排液；③晚期症状：根据癌灶累及范围出现不同的继发性症状。

(3) 辅助检查：①宫颈刮片细胞学检查是筛查宫颈癌的主要方法；②宫颈和宫颈管活组织检查是确诊子宫颈癌前期病变和子宫颈癌的最可靠依据。

(4) 治疗要点：以手术和放疗为主、化疗为辅的综合治疗方案。手术的优点是年轻病人可保留卵巢及阴道功能。主要用于早期子宫颈癌（ⅠA~ⅡA 期）、无严重内外科合并症、无手术禁忌证病人。化疗主要用于晚期、复发转移病人和根治性同期放化疗，也可用于手术前后的辅助治疗。

3. 常见护理诊断/问题　恐惧、潜在并发症（感染、失血性休克、排尿障碍）。

4. 护理措施要点

(1) 治疗配合：①手术治疗者按腹部手术护理常规护理，术后注意尿管和腹腔引流管的护理；②通常按医嘱于术后 48~72h 取出引流管，术后 7~14d 拔除尿管。病人于拔管后 1~2h 自行排尿 1 次；如不能自解应及时处理，必要时重新留置尿管。拔尿管后 4~6h 测残余尿量 1 次，若超过 100ml 则需继续留置尿管；少于 100ml 者每日测 1 次，2~4 次均在 100ml 以内者说明膀胱功能已恢复。

(2) 缓解恐惧

(3) 健康教育：①开展性卫生教育，提倡晚婚、少育，健康合理的性生活。积极防治人乳头状瘤病毒感染和性传播疾病；②积极做好子宫颈癌普查，30 岁以上妇女应常规接受宫颈刮片检查，一般妇女每 1~2 年普查 1 次，高危人群应每半年接受 1 次妇科检查；有异常者应进一步处理；③做好术后随访。

【复习题】

A1 型题

1. 宫颈癌癌前病变是
    A. 宫颈储备细胞增生　　　　　　　　B. 宫颈柱状上皮异位
    C. 宫颈鳞状上皮化生　　　　　　　　D. 宫颈不典型增生
    E. 宫颈鳞状上皮内病变

2. 早期发现宫颈癌的有效方法是
    A. 碘染色试验　　　　　　　　　　　B. 子宫颈细胞学检查
    C. 阴道镜检查　　　　　　　　　　　D. B 超检查
    E. HPV 检查

3. 确诊宫颈癌最主要的方法是

A. 宫颈刮片细胞学检查   B. B 型超声

C. 宫颈活组织检查   D. 双合诊检查

E. 宫颈碘试验

4. 子宫颈癌的好发部位是

A. 柱状上皮处   B. 子宫颈管内

C. 宫颈阴道部   D. 子宫颈鳞 - 柱状上皮交界处

E. 子宫下段

A2 型题

5. 牛女士，46 岁，G_3P_2，因阴道接触性出血 2 个月入院。检查确诊为宫颈癌ⅡA2，首选治疗方法是

A. 化学治疗   B. 手术治疗

C. 激素治疗   D. 放射治疗

E. 激光治疗

6. 王女士，37 岁，G_3P_2，因阴道接触性出血 2 个月入院。拟行宫颈刮片细胞学检查，刮片的部位是

A. 鳞状上皮区   B. 宫颈管内

C. 非典型增生区   D. 宫颈外口鳞 - 柱状上皮交界处

E. 鳞状上皮化生区

7. 钱女士，50 岁，不规则阴道流血、流液半年。妇科检查：宫颈菜花样赘生物，子宫大小正常，活动差，怀疑宫颈癌，为进一步确诊，需做的检查是

A. 阴道镜   B. 宫颈刮片细胞学检查

C. 宫颈及宫颈管活组织检查   D. 碘试验

E. 分段诊刮

8. 王女士，33 岁，因接触性出血就诊，宫颈活组织检查为 CINⅡ，首选的治疗方法是

A. 子宫全切术   B. 宫颈锥切术

C. 随访观察   D. 化疗

E. 放疗

9. 李女士，40 岁，因发现血性白带 3d 入院。病人精神紧张，怀疑自己患宫颈癌，护士进行宫颈癌预防宣教，**不包括**下述哪项

A. 提倡晚婚   B. 晚育

C. 出现症状再进行检查   D. 有接触性出血及早入院检查

E. 积极防治人乳头状瘤病毒感染

10. 刘女士，54 岁，因宫颈癌入院治疗，行子宫全切术 + 盆腔淋巴结切除术，对其术后护理**错误**的是

A. 腹腔引流管应在术后 48~72h 取出

B. 术后情况稳定后应每 4h 观察和记录生命体征一次

C. 术后 7~14d 拔除导尿管

D. 拔除腹腔引流管前应提前 3d 开始夹管

E. 拔除导尿管后，要测残余尿量

11. 王女士，42 岁，因宫颈癌行广泛性子宫切除和盆腔淋巴清扫术。该病人术后保留尿管的时间是

    A. 1~2d
                    B. 3~5d

    C. 6~9d
                    D. 7~14d

    E. 2~3 周

A3 型题

（12~13 题共用题干）

孙女士，35 岁，G_2P_1，因阴道接触性出血 2 个月入院。宫颈刮片细胞学检查结果为 ASCUS 伴 HPV 测阳性。

12. 进一步确诊首选的辅助检查是

    A. 宫颈刮片细胞学复查
         B. 阴道镜检查

    C. 白带检查
               D. 宫腔镜检查

    E. 碘试验

13. 该病人经进一步检查，确诊为早期宫颈癌，首选的治疗方法是

    A. 手术
                   B. 放疗

    C. 化疗
                   D. 大量孕激素治疗

    E. 手术 + 化疗

（郭倩文）

第九章 | 子宫肿瘤病人的护理

【重点、难点提示】

1. **子宫肌瘤** 是女性生殖器最常见的良性肿瘤，其发生可能与女性激素有关，好发于生育期，绝经后萎缩或消退。多为实质性球形包块，表面光滑，质地较子宫肌层硬，单个或多个，大小不一。据肌瘤生长部位分为宫体部肌瘤（约占90%）和宫颈部肌瘤（约占10%）；根据肌瘤与子宫肌壁的关系分为肌壁间肌瘤、浆膜下肌瘤、黏膜下肌瘤。其中，肌壁间肌瘤最常见。子宫肌瘤有5种变性：玻璃样变、囊性变、红色变性、肉瘤样变和钙化。临床表现主要有经量增多及经期延长、下腹包块、白带增多和邻近脏器的压迫等。较大肌瘤可在下腹部扪及实质性肿块。B超检查是最常用的辅助检查。根据病人年龄、症状、肌瘤大小、数目、生长部位及对生育的要求等情况进行全面分析后制定合理的治疗方案。主要有药物治疗和手术治疗两种方式。在治疗过程中，护士应耐心给病人介绍子宫肌瘤的知识，消除病人顾虑，协助病人正确选择治疗方案；遵医嘱指导病人正确服用药物，每3~6个月随访一次；术后应注意观察伤口恢复情况，嘱病人1个月后复诊。

2. **子宫内膜癌** 是女性生殖道常见三大恶性肿瘤之一。病人多有阴道流血或阴道排液症状。诊断性刮宫是确诊内膜癌最常用、最有价值的方法。转移途径有直接蔓延、淋巴转移和血行转移。主要的治疗为手术、放疗、化疗和孕激素治疗，可单用或综合应用。护士在护理中应多与病人交流，了解病人对疾病及有关诊治过程的认知程度，向病人介绍诊断性检查、治疗过程、可能出现的不适、副反应及应对措施，有效缓解病人的恐惧感和焦虑心理，使病人主动积极配合。做好术前术后的常规护理；指导病人遵医嘱服药；告知病人复诊时间及内容等。

【复习题】

A1型题

1. 女性生殖道最常见的良性肿瘤是
   A. 畸胎瘤
   B. 子宫肌瘤
   C. 卵巢纤维瘤
   D. 卵巢浆液性囊腺瘤
   E. 卵巢黏液性囊腺瘤
2. 最常见的子宫肌瘤类型是
   A. 子宫颈肌瘤
   B. 肌壁间肌瘤

C. 黏膜下肌瘤   D. 浆膜下肌瘤

E. 阔韧带内肌瘤

3. 关于子宫肌瘤，正确说法是

    A. 多发生于绝经期妇女   B. 黏膜下肌瘤多见

    C. 黏膜下肌瘤易发生月经过多   D. 肌壁间肌瘤少见

    E. 妇科最常见的恶性肿瘤

4. 关于子宫肌瘤的说法，**错误**的是

    A. 黏膜下肌瘤常发生经量过多与不规则出血

    B. 浆膜下肌瘤较少出现月经过多

    C. 膀胱充盈时，较大肌瘤可升至腹部

    D. 较大浆膜下肌瘤可发生蒂扭转

    E. 浆膜下肌瘤容易引起不孕

5. 下列**不是**子宫内膜癌发病的高发因素的是

    A. 未婚，少育   B. 肥胖、高血压

    C. 绝经延迟   D. 糖尿病

    E. 早婚、多产

6. 子宫内膜癌首选的治疗方法是

    A. 放疗   B. 手术

    C. 化疗   D. 孕激素治疗

    E. 抗雌激素制剂

7. 绝经后妇女反复出现血性白带，首先必须**排除**的是

    A. 老年性阴道炎   B. 盆腔炎

    C. 生殖系统恶性肿瘤   D. 子宫颈息肉

    E. 子宫颈糜烂

8. Ⅰ型子宫内膜癌的癌前病变是

    A. 子宫内膜息肉   B. 萎缩型子宫内膜

    C. 增殖期子宫内膜   D. 子宫内膜异位性疾病

    E. 子宫内膜不典型增生

A2 型题

9. 王女士，40 岁。G_2P_2，行子宫肌瘤切除术后 1d，此时应为病人采取

    A. 中凹卧位   B. 半坐卧位

    C. 右侧卧位   D. 去枕平卧位

    E. 左侧卧位

10. 赵女士，61 岁，已绝经 7 年，阴道少量不规则出血 3 个月，经检查诊断为子宫内膜癌。下列**不是**该病特点的是

    A. 生长缓慢   B. 预后较好

    C. 常见于绝经后妇女   D. 转移较晚

    E. 血行转移是主要的转移途径

A3 型题

(11~12 题共用题干)

李女士,32 岁。1 年来月经量增多,有血块。近 3 个月每次行经伴头晕、乏力、心悸。妇科检查:子宫增大如孕 3 个月,质硬、表面不平,两侧附件正常。

11. 治疗方案应首选

    A. 手术   B. 雄激素治疗

    C. 孕激素治疗   D. 雌、孕激素联合治疗

    E. 定期复诊

12. 术前病人首选的辅助检查是

    A. 宫腔镜检   B. 腹腔镜检

    C. 阴道镜检   D. B 超检查

    E. 诊断性刮宫

(13~15 题共用题干)

王女士,59 岁,G_1P_1,因绝经 6 年,阴道不规则流血半月入院。妇科检查:阴道壁无充血,宫颈光滑,子宫略大。

13. 该病人最可能的诊断是

    A. 子宫肌瘤   B. 宫颈癌

    C. 子宫内膜癌   D. 老年性阴道炎

    E. 慢性盆腔炎

14. 为进一步确诊,应选择的检查是

    A. 宫颈涂片细胞学检查   B. 宫颈活体组织检查

    C. B 超检查   D. 分段诊断性刮宫

    E. 腹腔镜检查

15. 手术治疗的术前护理措施**不包括**的是

    A. 评估病人对疾病的认识程度   B. 耐心回答病人及病人家属的问题

    C. 隔离,预防感染   D. 介绍手术的基本经过

    E. 提供舒适的环境

(刘 瑶)

第十章 | 卵巢肿瘤与输卵管肿瘤病人的护理

【重点、难点提示】

本章重点是卵巢肿瘤与输卵管肿瘤病人的护理评估和护理措施。难点是卵巢肿瘤的组织学分类及临床分期。

（一）卵巢肿瘤

1. 概述

（1）卵巢肿瘤可发生于任何年龄，分为良性、交界性和恶性。恶性肿瘤病人就诊时多已属晚期，预后差，病死率居妇科恶性肿瘤之首。转移途径主要是直接蔓延及腹腔种植，其次是淋巴转移。

（2）组织学分类：卵巢上皮性肿瘤、卵巢性索间质肿瘤、卵巢生殖细胞肿瘤、转移性肿瘤。

（3）常见卵巢肿瘤的特点：卵巢上皮性肿瘤是最常见的卵巢肿瘤；黏液性囊腺瘤是人体中生长最大的一种肿瘤；畸胎瘤易发生蒂扭转；卵巢性索间质肿瘤能分泌雌激素。

2. 护理评估要点

（1）大部分卵巢癌是散发的，遗传性卵巢癌约占所有卵巢癌病人的15%。目前，已发现十余种抑癌基因的胚系突变与遗传性卵巢癌发病相关，其中超过80%的遗传性卵巢癌与BRCA1/2胚系突变有关。

（2）临床表现：

1）卵巢良性肿瘤：初期肿瘤较小，病人常无症状，常于妇科检查时偶然发现。当肿瘤增大明显时，病人可感腹胀或扪及肿块；肿瘤占满盆腔时，可出现压迫症状，如尿频、便秘、气急、心悸等。

2）卵巢恶性肿瘤：早期多无自觉症状，出现症状时往往病情已属晚期。晚期主要症状为腹胀、腹部肿块及胃肠道症状。病人呈明显消瘦、贫血等恶病质表现。

3）体征：早期肿瘤小，不易被发现。当肿瘤增大明显时，盆腔检查发现宫旁一侧或双侧囊性或实性包块；活动或固定不动；表面光滑或高低不平。

4）并发症：①蒂扭转：蒂扭转是卵巢肿瘤最常见的并发症，为妇科常见的急腹症。蒂扭转好发于瘤蒂长、中等大小、活动度大、重心偏于一侧的肿瘤，例如畸胎瘤；②破裂；③感染；④恶变。

（3）辅助检查：①B 型超声有助于确定肿瘤的大小、部位、形态和囊实性；②其他：肿瘤标志物（血清 CA125、AFP、CEA、hCG 等）、腹腔镜、细胞学检查。

（4）治疗要点：确诊后尽快手术。恶性肿瘤病人手术后需辅以化疗，强调综合治疗。

3. 常见护理诊断/问题　营养失调、体象紊乱、焦虑、恐惧。

4. 护理措施要点

（1）配合治疗：①手术治疗者按腹部手术护理常规护理，术中应做冷冻切片做病理检查，判断肿瘤良恶性确定手术范围；②接受化疗的病人遵循相应的护理常规。

（2）合理补充营养。

（3）缓解病人焦虑情绪。

（4）健康指导：①普查普治，育龄妇女每 1~2 年、高危人群每半年进行一次妇科检查；②卵巢恶性肿瘤易于复发，注意术后随访。

（二）输卵管肿瘤

1. 概述　输卵管肿瘤有良性和恶性两类，良性极少见，恶性有原发和继发两种，绝大多数为继发性癌。

2. 护理评估要点

（1）病因尚不明确

（2）临床表现：阴道排液、腹痛、盆腔肿块；妇科检查可在子宫一侧或后方扪及肿块。

（3）辅助检查：B 型超声检查，能确定肿瘤的大小、部位、性状及有无腹水。

（4）治疗要点：手术为主，辅以化疗、放疗的综合治疗。

3. 常见护理诊断/问题　营养失调、焦虑。

4. 护理措施要点　指导病人配合各种检查和治疗；按腹部手术护理常规做好护理；注意饮食营养指导；心理护理；按时随访。

【复习题】

A1 型题

1. 下列属于卵巢上皮性肿瘤的是

    A. 纤维瘤　　　　　　　　　　　　B. 黏液性肿瘤

    C. 颗粒细胞瘤　　　　　　　　　　D. 子宫内膜样肿瘤

    E. 透明细胞中肾样瘤

2. 输卵管恶性肿瘤病人最常见的症状是

    A. 腹水　　　　　　　　　　　　　B. 阴道排液

    C. 腹痛　　　　　　　　　　　　　D. 盆腔肿块

    E. 阴道流血

A2 型题

3. 汪女士，32 岁，行 IVF-ET 术助孕，穿刺取卵后突感左下腹剧痛伴恶心、呕吐。妇科检查：子宫（−），左侧附件有拳头大小囊性肿物，边界清、活动差，右侧附件（−），其最可能的诊断是

    A. 肿瘤破裂　　　　　　　　　　　B. 肿瘤恶变

C. 左侧附件肿瘤蒂扭转　　　　　　　　D. 肿瘤感染

E. 左侧附件炎性包块

4. 王女士，35 岁，已婚、未育，月经正常，消瘦 2 个月。单位体检 B 超发现：盆腔包块。行妇科检查提示：子宫大小正常，左侧附件扪及一直径约 10cm 肿物，与周围组织边界不清、固定。最可能的诊断是

A. 良性卵巢肿瘤　　　　　　　　　　　B. 恶性卵巢肿瘤

C. 子宫肌瘤　　　　　　　　　　　　　D. 黄素囊肿

E. 早期妊娠

5. 吴女士，41 岁，近期发现原发性输卵管癌，护士对其进行健康宣教时，描述正确的是

A. 单侧居多　　　　　　　　　　　　　B. 30~40 岁多发

C. 与肥胖有关　　　　　　　　　　　　D. 不会出现血行转移

E. 为女性生殖系统常见恶性肿瘤

6. 邓女士，37 岁，已婚，月经正常，妇科普查时发现：子宫大小正常，右侧附件区扪及一拳头大小的囊性包块，表面光滑，活动度好，最有可能的诊断是

A. 良性卵巢肿瘤　　　　　　　　　　　B. 恶性卵巢肿瘤

C. 子宫肌瘤　　　　　　　　　　　　　D. 黄素囊肿

E. 早期妊娠

7. 梁女士，31 岁，突发下腹疼痛半天，加重 1h 就诊，入院诊断"卵巢囊肿蒂扭转"，最先考虑的处理是

A. 穿刺囊肿　　　　　　　　　　　　　B. 抗炎治疗

C. 急诊手术　　　　　　　　　　　　　D. 保守治疗

E. 心理干预

8. 袁女士，40 岁，8 年前右下腹有一拳头大肿物逐渐增大，现已达 7 个月妊娠大小，但仍能进行家务劳动。最可能的诊断是

A. 良性畸胎瘤　　　　　　　　　　　　B. 颗粒细胞瘤

C. 卵泡膜瘤　　　　　　　　　　　　　D. 浆液性囊腺瘤

E. 黏液性囊腺瘤

9. 芳芳，20 岁，未婚，B 超检查发现左附件区 7cm×6cm×5cm 囊实混合性肿瘤，妇科检查：表面光滑，活动好。最可能的诊断是

A. 子宫内膜异位肿瘤　　　　　　　　　B. 盆腔炎性包块

C. 良性畸胎瘤　　　　　　　　　　　　D. 黏液性囊腺瘤

E. 浆液性囊腺瘤

10. 王女士，62 岁，门诊检查发现盆腔包块，入院反复询问治疗方案如何，结果如何。病人目前最主要的护理诊断为

A. 疼痛　　　　　　　　　　　　　　　B. 焦虑

C. 营养失调　　　　　　　　　　　　　D. 恐惧

E. 抑郁

A3 型题

（11~12 题共用题干）

王女士，22 岁。未婚，否认有性生活史，体检发现左侧卵巢囊肿 2 年余，未予处理。早晨跑步时突感左下腹剧烈疼痛，伴恶心和呕吐。

11. 该病人最可能的诊断是

    A. 卵巢囊肿发生蒂扭转   B. 异位妊娠

    C. 子宫破裂   D. 卵巢囊肿恶变

    E. 急性阑尾炎

12. 目前该病人最合适的处理是

    A. 给予高蛋白、高维生素、易消化清淡饮食

    B. 做胃镜明确诊断

    C. 若腹痛不缓解需行急诊剖腹探查

    D. 化疗

    E. 不予处理，观察病情

（13~15 题共用题干）

李女士，60 岁，绝经 8 年，腹胀 4 个月，近 2 个月逐渐加重。病人担心身体健康来院就诊。查体：消瘦面容，半坐卧位，腹部膨隆，肌紧张。经妇科检查和 B 超检查，初步诊断为卵巢恶性肿瘤。

13. 该病人最主要的护理诊断是

    A. 知识缺乏   B. 焦虑

    C. 有感染危险   D. 舒适的改变

    E. 生活自理缺陷

14. 开展心理措施中，**不正确**的是

    A. 鼓励病人尽可能参与护理活动

    B. 为病人提供表达情感的机会和环境

    C. 安排访问已康复的病友，分享感受，增强治愈信心

    D. 为病人提供饮食指导

    E. 耐心解答病人的疑问

15. 该病人的最佳治疗方法是

    A. 手术治疗   B. 化学治疗

    C. 放射治疗   D. 支持疗法

    E. 手术辅以放、化疗

（吕旻彦）

第十一章 | 妊娠滋养细胞疾病病人的护理

【重点、难点提示】

本章学习内容包括葡萄胎、侵蚀性葡萄胎、绒毛膜癌，是一组来源于胎盘绒毛滋养细胞的疾病；化疗是目前治疗恶性肿瘤的主要手段之一，滋养细胞肿瘤是所有肿瘤中对化疗最为敏感的一种。

（一）葡萄胎

葡萄胎是发生于胎盘绒毛滋养细胞的良性肿瘤，其病变组织局限于宫腔内，分为完全性葡萄胎和部分性葡萄胎，完全性葡萄胎更常见。典型的临床症状有停经后阴道流血（为最常见的症状），子宫异常增大、变软，妊娠呕吐，妊娠期高血压疾病征象，卵巢黄素化囊肿，腹痛及甲状腺功能亢进征象等。B超是诊断葡萄胎的重要辅助检查方法，典型B超影像表现为子宫大于相应孕周，无妊娠囊或胎心搏动，宫腔内充满不均质密集状或短条状回声，呈"落雪状"，若水泡较大则呈"蜂窝状"，常可测到双侧或一侧卵巢黄素化囊肿。葡萄胎一经确诊应及时清宫，刮出物送组织学检查。护理要点为做好清宫术前准备、术中观察与配合、预防感染及葡萄胎排出后随访指导。

随访指导：葡萄胎易恶变，术后定期随访1年。随访内容：hCG测定是最重要的随访项目，每次随访均需要监测；询问有无流血、咳嗽、咯血等症状；妇科检查子宫复旧、卵巢黄素化囊肿消退情况；必要时选择B超和胸部X线检查。同时病人应可靠避孕6个月，避孕方法可选用阴茎套。

（二）侵蚀性葡萄胎和绒毛膜癌

侵蚀性葡萄胎和绒毛膜癌是发生于胎盘滋养细胞的恶性肿瘤。两者临床表现相似，主要表现为不规则阴道流血及转移灶表现。两者的区别是侵蚀性葡萄胎多数发生在葡萄胎清除后6个月内，恶性程度低，转移机会少，病理检查可见完整的绒毛结构；绒毛膜癌可继发于葡萄胎后，也可发生在足月产、流产、异位妊娠后，多在葡萄胎清除1年后发生，恶性程度高，转移早，病理检查见不到绒毛结构。侵蚀性葡萄胎和绒毛膜癌早期以血行转移为主，最为常见转移部位是肺，脑转移是主要的死亡原因。治疗以化疗为主，手术为辅。护理要点为做好心理护理、严密观察病情、预防感染及有转移灶者提供对症护理。

（三）化疗病人的护理

滋养细胞肿瘤是目前化疗治愈率最高的恶性肿瘤。目前临床使用化疗药物最常见的毒副反应是骨髓抑制，WBC $< 1 \times 10^9$/L时应将病人置于单人房间进行保护性隔离。化疗

时应根据体重来正确计算和调整药物剂量,一般在每个疗程的用药前及用药中各测一次体重。护理要点为做好心理护理,改善营养状况、预防感染、化疗药物毒副作用的观察及用药护理。

【复习题】

A1 型题

1. 在下列症状和体征中**不属于**葡萄胎临床表现的是
　　A. 蛋白尿　　　　　　　　　　B. 子宫比正常妊娠月份大
　　C. 停经后阴道流血　　　　　　D. 白带增多
　　E. 卵巢黄素化囊肿

2. 既往有生育或流产史女性,若出现子宫增大,甚至子宫外形不规则增大并伴有子宫出血时,可能为以下哪种疾病
　　A. 绒毛膜癌　　　　　　　　　B. 子宫肌瘤
　　C. 宫颈癌　　　　　　　　　　D. 输卵管癌
　　E. 卵巢癌

3. 护士向葡萄胎清宫术后的病人介绍术后随访的内容,应**除外**
　　A. 定期测 hCG　　　　　　　　B. 妇科检查
　　C. 定期做 B 超　　　　　　　　D. 有无异常阴道出血
　　E. 避孕宜用宫内节育器

4. 葡萄胎病人随访时必须进行的常规检查是
　　A. 阴道脱落细胞涂片检查　　　B. 测尿中的 hCG 值
　　C. B 型超声检查有无胎囊　　　D. 多普勒超声检查听取胎心
　　E. CT 检查脑转移情况

5. 确诊葡萄胎最重要的检查是
　　A. B 超　　　　　　　　　　　B. hCG 测定
　　C. X 线　　　　　　　　　　　D. CT
　　E. MRI

6. 关于侵蚀性葡萄胎与绒毛膜癌的鉴别,正确的是
　　A. 尿中 hCG 高者为绒毛膜癌
　　B. 有肺转移者为绒毛膜癌
　　C. 前次妊娠为足月产者是绒毛膜癌
　　D. 镜下见不到绒毛结构者为侵蚀性葡萄胎
　　E. 症状严重者为绒毛膜癌

7. 侵蚀性葡萄胎最易转移的部位是
　　A. 骨　　　　　　　　　　　　B. 胃
　　C. 肺　　　　　　　　　　　　D. 阴道
　　E. 卵巢

8. 绒毛膜癌最常见的死亡原因是

A. 脑转移   B. 肺转移

C. 肝转移   D. 肾转移

E. 消化道转移

9. 侵蚀性葡萄胎的治疗原则是

A. 手术为主,化疗为辅   B. 手术为主,放疗为辅

C. 化疗为主,手术为辅   D. 放疗为主,手术为辅

E. 中医治疗

10. 化疗前需要准确测量病人体重的理由是

A. 精确计算输入量   B. 精确计算药物剂量

C. 精确计算病人饮食需要量   D. 精确计算补液量

E. 确定化疗的疗效

A2 型题

11. 张女士,30 岁。因停经 60d,突发阴道出血 1d 就诊。妇科检查:子宫如孕 3 个多月大小,子宫两侧扪及鹅蛋大小的囊性包块,宫颈口流出少量血液伴有少量水疱样组织。应考虑可能为

A. 多胎   B. 葡萄胎

C. 先兆流产   D. 羊水过多

E. 卵巢囊肿破裂

12. 罗女士,停经 50d,今日入院检查,B 超提示葡萄胎,**不会**出现

A. 停经后出现不规则阴道流血   B. 子宫大于妊娠周数

C. 无胎动胎心   D. 早孕反应较轻

E. 卵巢黄素囊肿

13. 肖女士,34 岁,因超声诊断葡萄胎入院行清宫术。清宫术前准备中,护士为其建立静脉通路并配血,其理由是

A. 防止刮宫时大出血造成休克   B. 刮宫中要给药

C. 刮宫前需要输血   D. 病人要求

E. 医师建议

14. 张某,48 岁,因异常阴道流血行诊刮术,送检的组织病理检查:滋养细胞无绒毛结构,极度不规则增生,分化不良并广泛侵入子宫肌层及血管。应考虑为

A. 流产   B. 葡萄胎

C. 异位妊娠   D. 绒毛膜癌

E. 侵蚀性葡萄胎

15. 钟女士,30 岁。因葡萄胎清宫术后 18 个月,咳嗽,小量咯血 1 个月入院。妇科检查:阴道壁可见紫蓝色结节。hCG>100 000U/L。盆腔超声:左侧卵巢囊肿直径 2.5cm。诊断为绒毛膜癌,护士健康指导时告知病人临床痊愈后随访时间正确的是

A. 第 1 年每月随访 1 次   B. 第 1 年每 2 个月随访 1 次

C. 第 2~4 年每 3 个月随访 1 次   D. 第 3~5 年每年随访 1 次

E. 随访共持续 1 年

16. 彭女士，32岁，葡萄胎清宫术后，责任护士向其进行健康宣教，指出随访期间必须严格避孕，最好的避孕方法是

    A. 避孕药　　　　　　　　　　　B. 安全期避孕

    C. 绝育手术　　　　　　　　　　D. 宫内节育器

    E. 避孕套或避孕隔膜

17. 某葡萄胎病人清宫术后4个月，血hCG明显高于正常，胸部X线片显示片状阴影，最可能的诊断是

    A. 再次葡萄胎　　　　　　　　　B. 绒毛膜癌

    C. 侵蚀性葡萄胎　　　　　　　　D. 异位妊娠

    E. 结核

18. 26岁妇女，停经12周，阴道不规则流血10d，量不多，暗红色，血中伴有小水疱物。妇科检查：血压150/90mmHg，子宫前倾，如怀孕4个月大，两侧附件区可触到鹅卵大、囊性、活动良好、表面光滑的肿物。本病例最可能的诊断是

    A. 双胎妊娠　　　　　　　　　　B. 妊娠合并子宫肌瘤

    C. 妊娠合并卵巢囊肿　　　　　　D. 先兆流产

    E. 葡萄胎

19. 钱女士，54岁，在手术切除的标本病理检查中，发现子宫肌层及输卵管中有滋养细胞并显著生成团块状；细胞大小，形态均不一致；有出血及坏死；但绒毛结构完整。最可能的诊断为

    A. 葡萄胎　　　　　　　　　　　B. 侵蚀性葡萄胎

    C. 绒毛膜癌　　　　　　　　　　D. 子宫体癌

    E. 卵巢肿瘤

20. 病人女，32岁，1年前诊断为侵蚀性葡萄胎。近期出现咳嗽、痰中带血、伴胸痛，可能出现的转移部位是

    A. 脑　　　　　　　　　　　　　B. 肺

    C. 阴道　　　　　　　　　　　　D. 肝

    E. 腹膜

21. 病人女，42岁，人工流产后4个月，阴道流血2周，尿妊娠试验阳性，胸部平片显示双肺有散在粟粒状阴影，子宫刮出物镜检未见绒毛结构。首先考虑的诊断是

    A. 葡萄胎　　　　　　　　　　　B. 恶性葡萄胎

    C. 绒毛膜癌　　　　　　　　　　D. 吸宫不全合并肺结核

    E. 侵蚀性葡萄胎

22. 张女士，40岁，今日确诊患侵蚀性葡萄胎并阴道转移，对该病人的护理措施，**错误**的是

    A. 尽早开始应用化疗　　　　　　B. 阴道转移未破溃的病人可多下床活动

    C. 减少一切增加腹压的因素　　　D. 做好大出血抢救的各项准备

    E. 避免不必要的阴道检查

23. 赵某，女，26岁。葡萄胎清宫术后15周，随访中出现尿妊娠试验阳性，无阴道流

血,也无其他不适。首先考虑的诊断是

    A. 肯定是侵蚀性葡萄胎　　　　　　　B. 正常,等待自然转阴

    C. 异常情况,应进一步检查　　　　　　D. 葡萄胎恶变

    E. 早孕表现

24. 彭某,女,32 岁。葡萄胎清宫术后 9 个月。阴道多量流血 2h,检查发现阴道壁距离阴道口 1cm 处有一大小为 1.5cm×1.5cm 紫蓝色结节,上有一小破口。该病人的护理措施**不恰当**的是

    A. 尽量卧床休息　　　　　　　　　　B. 禁止做不必要的阴道检查

    C. 配血备用,备好抢救用品　　　　　D. 可用长纱条填塞阴道压迫止血

    E. 纱条必须于 72h 内取出

25. 病人女,29 岁。因"绒癌"入院行化疗。为确保化疗药物剂量准确,护士应在什么时候为其测量体重

    A. 每疗程用药前　　　　　　　　　　B. 每疗程用药中

    C. 每疗程用药后　　　　　　　　　　D. 每疗程用药前和用药中

    E. 每疗程用药前,用药中和用药后

26. 病人女,41 岁。侵蚀性葡萄胎。给予 5- 氟尿嘧啶和放线菌素 D 联合化疗 8d。该病人可能出现的最严重不良反应是

    A. 恶心、呕吐　　　　　　　　　　　B. 脱发

    C. 骨髓抑制　　　　　　　　　　　　D. 出血性膀胱炎

    E. 口腔溃疡

27. 病人女,34 岁,确诊为侵蚀性葡萄胎,给予 5- 氟尿嘧啶和放线菌素 D 联合化疗,需要进行保护性隔离的化疗病人白细胞计数低于

    A. WBC $< 1.0×10^9$/L　　　　　　　B. WBC $< 2.0×10^9$/L

    C. WBC $< 3.0×10^9$/L　　　　　　　D. WBC $< 4.0×10^9$/L

    E. WBC $< 5.0×10^9$/L

28. 病人,女,40 岁,行葡萄胎清宫术,正常情况术后 hCG 降至正常范围的时间是

    A. 4 周　　　　　　　　　　　　　　B. 6 周

    C. 9 周　　　　　　　　　　　　　　D. 12 周

    E. 15 周

29. 病人女,40 岁,诊断为侵蚀性葡萄胎阴道转移,以下**不正确**的是

    A. 严密观察病人　　　　　　　　　　B. 配血备用

    C. 限制病人走动　　　　　　　　　　D. 有阴道流血及时进行阴道窥器检查

    E. 配合医师进行化疗

(李 琴)

第十二章 │ 女性生殖内分泌疾病病人的护理

【重点、难点提示】

本章主要研究女性生殖系统内分泌疾病病人的护理,其中异常子宫出血、痛经、绝经综合征的护理评估、护理诊断、护理措施是本章的重点;异常子宫出血的辅助检查及治疗护理是本章的难点。

(一) 异常子宫出血

异常子宫出血是指正常月经的周期频率、规律性、经期长度和经期出血量中任何 1 项不符并发生来源于子宫腔的异常出血。引起异常子宫出血的病因很多,本节主要介绍相对常见的排卵障碍性异常子宫出血。

排卵障碍性异常子宫出血主要包括无排卵、稀发排卵及黄体功能不足。无排卵性异常子宫出血好发于青春期和绝经过渡期妇女,黄体功能不足、子宫内膜不规则脱落好发于育龄期妇女。

1. 无排卵性异常子宫出血 70%~80% 的异常子宫出血为无排卵性异常子宫出血,无排卵性异常子宫出血主要病理变化为子宫内膜的病理变化,子宫内膜受雌激素持续作用而无孕激素对抗,发生不同程度的增生性改变。无排卵性异常子宫出血最常见的症状为子宫不规则出血,特点是月经周期紊乱,经期长短不一,经量不定或增多,出血期病人一般无下腹痛或其他不适。基础体温呈单相型。诊断性刮宫时子宫内膜出现增生期改变,无分泌期改变。青春期和生育期异常子宫出血病人以止血、调整周期、促进排卵为原则;绝经过渡期异常子宫出血病人以止血、减少经量、防止子宫内膜病变为原则。止血治疗时首选药物止血,青春期及生育期无排卵病人止血后采取人工周期疗法,即模拟自然月经周期中卵巢的内分泌变化,序贯应用雌、孕激素,使子宫内膜发生周期性变化。绝经过渡期病人可采取手术治疗。

2. 排卵性异常子宫出血 多发生于育龄期妇女,虽然有排卵功能,但黄体功能异常,分为黄体功能不足和子宫内膜不规则脱落两种类型。

(1) 黄体功能不足:临床表现为月经周期缩短,月经频发(周期<21d),生育期妇女可因黄体期缩短(<10d)不易受孕或发生妊娠早期流产。治疗原则促进卵泡发育、刺激或补充黄体功能。

(2) 子宫内膜不规则脱落:临床表现为月经周期正常,经期延长,可长达 9~10d。诊断性刮宫其目的是止血和明确子宫内膜病变。治疗原则是促使黄体及时萎缩,内膜如期完整脱落。

3. 护理要点　维持正常血容量；遵医嘱使用性激素，药物减量必须在血止后才能开始，每 3d 减一次，每次减量不得超过原剂量的 1/3，直至维持量；预防感染；补充含铁、维生素 C 和蛋白质丰富的食物；健康指导。

（二）闭经

表现为无月经或月经停止，是妇科的常见症状。分为原发性闭经和继发性闭经两类。原发性闭经是凡年龄超过 14 岁，第二性征尚未发育或年龄超过 16 岁、第二性征已发育，月经尚未来潮者。继发性闭经是指正常月经建立后月经停止 6 个月，或按自身原来月经周期计算停止 3 个周期以上者。

原发性闭经多由遗传因素或先天性发育缺陷引起。继发性闭经按病变部位分为下丘脑性闭经（最常见）、垂体性闭经、卵巢性闭经、子宫性闭经等。

（三）痛经

指在月经前后或月经期出现下腹疼痛、坠胀，伴腰酸或其他不适，症状严重影响生活质量者。痛经分为原发性和继发性两类。原发性痛经主要病因是前列腺素增多，多发生于青春期女性初潮后 1~2 年。主要表现是月经期阵发性、痉挛性下腹疼痛。疼痛最早出现在经前 12h，月经来潮后第 1 天最剧烈，持续 2~3d 后随着月经血排出通畅，疼痛即可缓解。妇科检查无明显器质性病变。疼痛不能忍受时可使用镇痛、镇静、解痉药，口服避孕药有治疗痛经的作用，还可配合中医药治疗。

护理诊断有疼痛和焦虑。护理要点是减轻疼痛、心理护理、健康指导、注意月经期卫生和养成月经期良好生活习惯。

（四）经前期综合征

月经前周期性发生的影响妇女日常生活和工作，涉及躯体、精神以及行为的综合征，严重者影响学习、工作和生活质量，月经来潮后症状可自然消退。多见于 25~45 岁的生育期妇女。经常在月经前 1~2 周开始，于月经前 2~3d 最为严重，月经来潮后症状可减轻或消失。主要表现为焦虑、头疼、乳房胀痛、腹部胀满、体重增加等症状。治疗原则为对症治疗。护理诊断有焦虑、体液过多。护理要点是进行适当的体育锻炼、合理饮食、正确服药、健康指导。

（五）绝经综合征

绝经综合征是指妇女绝经前后，出现性激素减少所致的一系列躯体及精神心理症状，通常发生在 45~55 岁之间，一般持续至绝经后 2~3 年。卵巢功能衰退是绝经前后最明显的变化。临床特点是月经紊乱、血管舒缩症状、自主神经失调症状、精神神经症状、心血管症状、泌尿生殖道症状、骨质疏松的变化。绝经综合征病人应采用心理和药物综合治疗。激素替代治疗（HRT）可有效缓解绝经相关症状，对骨骼、心血管和神经系统产生长期的保护作用。

护理诊断有焦虑、知识缺乏。护理要点是用药指导，督促长期使用性激素治疗者定期随访，鼓励病人坚持体育锻炼，适当摄取钙质和维生素 D，防治绝经过渡期妇女常见全身性疾病。

【复习题】

A1 型题

1. 异常子宫出血是指
   A. 青春期妇女的异常子宫出血
   B. 生育期妇女的异常子宫出血
   C. 更年期妇女的异常子宫出血
   D. 伴有轻度子宫内膜炎的子宫出血
   E. 由于神经内分泌功能失调引起的异常子宫出血

2. 女性围绝经期出现一系列性激素减少所致症状的原因是
   A. 下丘脑功能衰退   B. 垂体功能衰退
   C. 卵巢功能衰退   D. 子宫功能衰退
   E. 肾上腺功能衰退

3. 子宫内膜不规则脱落于经期第五天诊刮,子宫内膜的变化呈
   A. 增生期子宫内膜   B. 子宫内膜增生过长
   C. 分泌期子宫内膜   D. 增生期与分泌期内膜同时存在
   E. 萎缩型子宫内膜

4. 希恩综合征引起的闭经可称为
   A. 下丘脑性闭经   B. 垂体性闭经
   C. 卵巢性闭经   D. 子宫性闭经
   E. 原发性闭经

5. 下列哪项**不是**引起异常子宫出血的原因
   A. 精神紧张、恐惧   B. 环境、气候骤变
   C. 过度劳累   D. 严重贫血、营养不良
   E. 行剖宫产术

6. 青春期无排卵性异常子宫出血的治疗原则是
   A. 止血、减少月经量   B. 减少月经量、调整周期
   C. 调整垂体和性腺功能   D. 止血、调整周期、促排卵
   E. 止血、防止子宫内膜病变

7. 下列**不属于**原发性闭经的是
   A. 年龄超过 10 岁,第二性征尚未发育且无月经来潮者
   B. 年龄超过 14 岁,第二性征尚未发育且无月经来潮者
   C. 年龄超过 16 岁,第二性征尚未发育且无月经来潮者
   D. 年龄超过 16 岁,第二性征已发育而无月经来潮者
   E. 年龄超过 18 岁,第二性征已发育而无月经来潮者

8. 绝经是指月经完全停止超过
   A. 3 个月   B. 6 个月
   C. 9 个月   D. 1 年

E. 2年

9. 关于无排卵性异常子宫出血的描述，**不正确**的是
    A. 多见于青春期和绝经过渡期　　　　　B. 基础体温呈单相型
    C. 月经周期短、规律，经量多少不定　　　D. 月经前诊刮，内膜显示处于增生期
    E. 青春期异常子宫出血病人治疗原则为止血、调整周期和促排卵

10. 绝经过渡期异常子宫出血妇女大量阴道出血时，适宜的处理是
    A. 直接应用激素治疗　　　　　　　　　B. 行刮宫术以排除子宫器质性病变
    C. 应用促排卵药物　　　　　　　　　　D. 直接行子宫切除术
    E. 监测血常规

11. 无排卵性异常子宫出血的特点**不包括**
    A. 月经周期紊乱　　　　　　　　　　　B. 经期长短不一
    C. 多见于育龄妇女　　　　　　　　　　D. 出血量时多时少
    E. 出血多者可出现贫血

12. 排卵性异常子宫出血多见于
    A. 青春期少女　　　　　　　　　　　　B. 生育期妇女
    C. 绝经过渡期妇女　　　　　　　　　　D. 老年女性
    E. 青春期少女和绝经过渡期妇女

13. 子宫内膜损伤和感染引起的闭经，首先考虑的是
    A. 下丘脑性闭经　　　　　　　　　　　B. 卵巢性闭经
    C. 子宫性闭经　　　　　　　　　　　　D. 垂体性闭经
    E. 原发性闭经

14. 诊断无排卵性异常子宫出血简单易行的方法是
    A. 基础体温测定　　　　　　　　　　　B. 诊断性刮宫
    C. 宫腔镜检查　　　　　　　　　　　　D. 宫颈黏液结晶检查
    E. 激素测定

15. 最常见的闭经类型为
    A. 垂体性闭经　　　　　　　　　　　　B. 卵巢性闭经
    C. 子宫性闭经　　　　　　　　　　　　D. 下丘脑性闭经
    E. 甲状腺功能异常

16. 关于异常子宫出血病人的护理措施，**错误**的是
    A. 盆浴
    B. 保持外阴清洁卫生
    C. 多食高蛋白，高维生素及含铁量高的食物
    D. 禁止性生活
    E. 禁止使用未消毒器械做阴道检查

17. 痛经的主要症状是
    A. 下腹疼痛　　　　　　　　　　　　　B. 腰酸
    C. 月经量异常　　　　　　　　　　　　D. 恶心

E. 头痛, 头晕

18. 女性围绝经期最早的变化是

    A. 下丘脑功能衰退　　　　　　　　B. 垂体功能衰退

    C. 子宫功能衰退　　　　　　　　　D. 卵巢功能衰退

    E. 肾上腺功能衰退

19. 围绝经期常见的症状是

    A. 潮热　　　　　　　　　　　　　B. 月经紊乱

    C. 尿失禁　　　　　　　　　　　　D. 激动易怒

    E. 骨质疏松

20. 下列关于围绝经期病人的护理措施, **错误**的是

    A. 通过心理护理使病人认识到围绝经期是一个正常的生理阶段

    B. 指导病人合理用药

    C. 多吃富含钙的食物

    D. 有异常阴道出血者应取子宫内膜活检排除恶变

    E. 减少户外活动以预防骨折

A2 型题

21. 小李, 女性, 17 岁, 初潮年龄为 13 岁, 最近半年学习压力大而出现月经周期不规则, 2~3 个月, 来潮一次, 每次经期持续 10 余天, 量多, 无痛经, 应考虑为

    A. 黄体功能不足　　　　　　　　　B. 子宫内膜不规则脱落

    C. 月经过多　　　　　　　　　　　D. 无排卵性异常子宫出血

    E. 排卵性异常子宫出血

22. 未婚女性, 20 岁。主诉经期腹痛剧烈, 于月经来潮时需服镇痛药并卧床休息。平时月经周期规律, 基础体温呈双相。肛门检查: 子宫前倾前屈、稍小、硬度正常, 无压痛, 两侧附件(−), 分泌物白色透明。本病例最可能的诊断是

    A. 子宫内膜炎　　　　　　　　　　B. 子宫腺肌病

    C. 输卵管炎　　　　　　　　　　　D. 子宫肌瘤

    E. 痛经

23. 25 岁女性, 产后 6 个月, 月经周期缩短, 妇科检查无异常。基础体温曲线呈双相型, 提示为

    A. 无排卵性异常子宫出血　　　　　B. 子宫内膜不规则脱落

    C. 黄体功能不足　　　　　　　　　D. 早期妊娠

    E. 不能确定诊断

A3 型题

(24~26 题共用题干)

某妇女流产后出现月经不调, 疑诊黄体萎缩不全。

24. 下列支持该诊断的是

    A. 月经不规则　　　　　　　　　　B. 周期正常, 经期延长

    C. 周期短, 经期正常　　　　　　　D. 经期出现剧烈腹痛

E. 闭经 3 个月

25. 为确诊需做诊刮，其时间约在
    A. 月经周期的第 5 天
    B. 月经周期的第 1 天
    C. 经前 3d
    D. 经后 10d
    E. 随意诊刮

26. 子宫内膜活检结果，支持原拟诊断的是
    A. 增殖期内膜
    B. 大量分泌期内膜
    C. 内膜呈囊性增生
    D. 少量分泌期内膜
    E. 炎性子宫内膜

（田印华）

第十三章 子宫内膜异位症和子宫腺肌病病人的护理

【重点、难点提示】

本章属于妇科常见病，子宫内膜异位症在护士执业资格考试大纲范围内应该重点掌握，子宫腺肌病做一般掌握。子宫内膜异位症和子宫腺肌病临床表现多样，且治疗和护理相对复杂，属于本章学习的难点。

（一）子宫内膜异位症

1. 概述 子宫内膜异位症（简称内异症）是指具有生长功能的子宫内膜组织（腺体和间质）出现在子宫腔被覆黏膜以外的其他部位。好发于生育年龄妇女，以 25~45 岁居多，是目前常见妇科疾病之一。

2. 常见部位 子宫内膜具有类似恶性肿瘤远处转移和种植生长的能力，可出现在身体不同部位。最常见的种植部位为盆腔脏器和腹膜，其中以侵犯卵巢者最常见（约占内异症的 80%），其次是宫骶韧带、直肠子宫陷凹。

3. 病理 生长于卵巢内的异位内膜可因反复出血而形成单个或多个囊肿，内含暗褐色糊状陈旧血液，状似巧克力液体，称卵巢子宫内膜异位囊肿，又称卵巢巧克力样囊肿。

4. 主要症状 痛经和慢性盆腔痛、不孕、月经不调及性交不适。继发性、进行性加重的痛经为子宫内膜异位症的典型症状。疼痛严重程度与病灶的部位及浸润深度有关，与病灶大小不一定成正比。

5. 主要体征 子宫后倾固定；直肠子宫陷凹、宫骶韧带触及痛性结节；卵巢子宫内膜异位囊肿发生时，在一侧或双侧附件可扪及与子宫相连的活动度差的囊性包块。

6. 辅助检查 腹腔镜检查是内异症诊断的最佳方法。内异症病人血清 CA125 值测定诊断的特异性不高，但可用于监测内异症的治疗效果和复发情况。

7. 治疗原则和护理要点 分为手术治疗和药物治疗，根据病人年龄、症状、病变部位和范围及对生育要求等给予个体化治疗和护理。

（1）激素治疗时间一般需要 6 个月以上。需坚持用药，避免出现子宫出血、月经紊乱等问题；定期复查肝功能，如有异常应停药。

（2）卵巢子宫内膜异位囊肿直径>5~6cm 者，应选择手术治疗。可采用腹腔镜或剖腹手术。腹腔镜是目前手术治疗内异症的主要手段。常用手术方式包括保守性手术、半根治手术以及根治手术。

8. 预防 根据子宫内膜异位症发病机制学说，可采取相应的措施，包括防止经血逆流,避免医源性异位内膜种植,适龄婚育和药物避孕。

(二) 子宫腺肌病

1. 概述　当子宫内膜腺体和间质侵入子宫肌层时,称为子宫腺肌病。子宫腺肌病多发生于 30~50 岁的经产妇,约有半数合并子宫肌瘤,约 15% 病人合并盆腔子宫内膜异位症。

2. 病因　一般认为多次妊娠和分娩时子宫壁的创伤和慢性子宫内膜炎可能是导致此病的主要原因。此外,有人认为基底层子宫内膜侵入肌层可能与高雌激素的刺激有关。

3. 病理　分为弥漫型和局限型两种,弥漫型常见。

4. 症状和体征　主要症状是经量过多、经期延长和进行性加重的痛经。妇科检查子宫呈均匀增大或局限性结节隆起,质硬且有压痛,经期更甚。

5. 辅助检查　在腹腔镜下对可疑子宫肌层病变进行活检,可进行确诊。

6. 治疗原则和护理要点　治疗视病人症状、年龄和生育要求而定。目前无根治性的有效药物。对症状严重、无生育要求或药物治疗无效者,可进行子宫切除。护理措施同子宫内膜异位症。

【复习题】

A1 型题

1. 确诊子宫内膜异位症的方法是
   A. 病史及妇科检查　　　　　　　　B. B 超检查
   C. 血 CA125 测定　　　　　　　　　D. 抗子宫内膜抗体检测
   E. 腹腔镜检查

2. 子宫内膜异位最常见部位
   A. 腹腔腹膜　　　　　　　　　　　B. 子宫浆膜
   C. 卵巢　　　　　　　　　　　　　D. 直肠子宫陷凹
   E. 宫骶韧带

3. 关于盆腔子宫内膜异位症,描述错误的是
   A. 痛经呈渐进性加剧　　　　　　　B. 痛经程度与病灶大小成正比
   C. 40% 病人不孕　　　　　　　　　D. 周期性痛不一定与月经同步
   E. 病变累及直肠陷凹及骶骨韧带时可有性交痛

4. 子宫内膜异位症最典型的症状是
   A. 不孕　　　　　　　　　　　　　B. 经期肛门坠胀感
   C. 经量增多　　　　　　　　　　　D. 继发性痛经,进行性加重
   E. 性交不适

5. 关于子宫腺肌病,描述正确的是
   A. 多数合并外在性子宫内膜异位症
   B. 多发生在初产妇
   C. 病灶中子宫内膜对卵巢激素敏感
   D. 假孕疗法有效

E. 月经量增多,经期延长,继发痛经,子宫均匀增大和病灶较硬

6. 在子宫内膜异位症的预防方法中,描述**错误**的是

A. 经期可做妇科检查   B. 人工流产吸宫时,防止负压突然降低

C. 剖宫产时注意保护腹壁切口   D. 及时处理宫颈粘连

E. 口服避孕药避孕

A2 型题

7. 郭女士,40 岁,经产妇,继发性痛经 1 年余,逐渐加重。妇科检查:子宫后倾,球形增大,质硬,两侧附件未见异常,最可能的诊断是

A. 妊娠子宫   B. 子宫肌炎

C. 子宫腺肌病   D. 畸形子宫

E. 子宫肌瘤

8. 肖女士,30 岁,G_0P_0,痛经 2 年,进行性加重。妇科检查:子宫颈中度糜烂,子宫大小正常,后倾,活动欠佳,峡部后壁可触及米粒大小的结节,触痛明显,最可能的诊断是

A. 子宫颈癌   B. 慢性盆腔炎

C. 子宫内膜异位症   D. 盆腔结核

E. 痛经

9. 石女士,31 岁,婚后不孕伴痛经 2 年,月经周期规律,需服用止痛药。妇科检查:子宫后位,活动欠佳,双侧卵巢增大约 6cm×5cm×4cm 大小,右侧宫骶韧带处有触痛硬结。询问病史时,最重要的应详细询问

A. 丈夫精液检查情况   B. 月经初潮年龄

C. 服用何种止痛药   D. 避孕方法

E. 痛经情况

A3 型题

(10~11 题共用题干)

宋女士,30 岁,痛经 4 年且逐渐加重。妇科检查:子宫后壁有 2 个触痛性硬韧结节,右侧附件区扪及鸭卵大小、活动不良的囊性肿物,压痛不明显。

10. 该病人右侧附件区囊性肿物最可能是

A. 卵巢滤泡囊肿   B. 卵巢黄体囊肿

C. 卵巢内膜异位囊肿   D. 输卵管卵巢囊肿

E. 多囊卵巢综合征

11. 为进一步确诊,最有价值的辅助检查方法是

A. 腹部 X 线摄片   B. 盆腔 B 超检查

C. 诊断性刮宫活组织检查   D. 子宫输卵管碘油造影

E. 腹腔镜检查

(12~13 题共用题干)

李女士,35 岁,进行性痛经。经量增多,经期延长 3 年,曾用药物保守治疗无效。现痛经加剧,经量更多,血红蛋白 75g/L,体虚。妇科检查:宫颈光滑,宫体前位、活动、增大如孕 2 个月大小,子宫表面不规则,呈结节状突起,质硬,有压痛,双侧附件未及异常。

12.该病人最可能的诊断是

    A. 子宫肌瘤   B. 子宫腺肌病

    C. 子宫内膜异位症   D. 子宫内膜炎

    E. 功能失调性子宫出血

13.最佳治疗方案是

    A. 子宫全切术   B. 口服避孕药

    C. 子宫全切术+双侧附件切除术   D. 药物吲哚美辛、萘普生等对症治疗

    E. 药物治疗后全子宫及双侧附件切除

（14~16题共用题干）

薛女士,40岁,因"继发性痛经,进行性加重2年"入院。生育史:1-0-1-1,既往月经正常。妇科检查:子宫后位,活动度差,直肠子宫陷凹触痛明显,左侧附件增厚、有压痛。

14.该病人可能患有

    A. 功能失调性子宫出血   B. 慢性盆腔炎

    C. 子宫内膜异位症   D. 慢性宫颈炎

    E. 不孕症

15.可用于确诊的辅助检查方法是

    A. 阴道分泌物检查   B. 宫颈刮片检查

    C. B超检查   D. 腹腔镜检查

    E. CA125测定

16.缓解疼痛的最佳方法是

    A. 使用雌激素   B. 保留卵巢功能手术

    C. 使用雄激素   D. 加强锻炼

    E. 注意保暖

（热西旦阿依·艾合买提）

第十四章 ｜ 女性生殖器官损伤性疾病病人的护理

【重点、难点提示】

本章学习内容包括外阴、阴道创伤，阴道膨出，子宫脱垂，生殖道瘘及压力性尿失禁，要求熟悉上述疾病病人的护理评估，重点及难点是子宫脱垂、生殖道瘘、压力性尿失禁病人的护理措施。

（一）外阴、阴道创伤

分娩是导致外阴、阴道创伤的主要原因。临床主要表现为疼痛、局部肿胀、外阴、阴道流血、贫血或失血性休克症状等。护理要点是做好心理护理、严密病情观察、保守治疗病人的护理（血肿、疼痛的护理）、手术治疗病人的术后护理。

（二）阴道膨出

阴道膨出可分为阴道前壁与后壁膨出，可单发或合并发生，或更多与子宫脱垂伴发。阴道前壁膨出实际上是膀胱和/或尿道膨出，常合并排尿功能紊乱。阴道后壁膨出多表现为直肠膨出。分娩损伤是阴道膨出的主要原因。阴道前/后壁膨出分为3度，以屏气下膨出最大限度来判定。

阴道前壁轻度膨出一般没有明显症状，较重时病人可能有盆腔下坠感、胀感、腰酸，或感到有异物自阴道脱出。剧烈活动、长久站立、咳嗽或打喷嚏后因腹压增加而症状加重。休息或小便后，或侧俯卧位时症状得以缓解。护理要点是教会病人进行盆底肌锻炼，需手术者做好手术术前、术后护理，对老年病人、合并内科疾病不能耐受手术者应教会病人正确使用子宫托的方法。

阴道后壁轻度膨出大多无症状。随膨出加重，出现阴道压迫下坠感、直肠充实感和大便排空不全等典型症状。有排便困难时需用手向上向后推压膨出的阴道后壁方能排便。严重者需用手指经肛门挖出粪块。护理要点是告知病人纠正不良饮食和排便习惯，教会病人正确使用子宫托的方法，对需手术的病人做好术前、术后护理。

（三）子宫脱垂

1. 定义　子宫从正常位置沿阴道下降，宫颈外口达坐骨棘水平以下，甚至子宫全部脱出阴道口外，常伴有阴道前后壁膨出。

2. 病因　分娩损伤是子宫脱垂的主要病因。其他如长期腹压增加、先天性盆底组织发育不良、围绝经期或绝经期后也可出现子宫脱垂。

3. 临床分度　以病人平卧位向下屏气状态下，子宫下降的最低点为分度标准，可将子宫脱垂分为3度。Ⅰ度：轻型为宫颈外口距离处女膜缘小于4cm，但未达处女膜缘；重型为宫颈已达处女膜缘，但未超出，检查时在阴道口可见宫颈。Ⅱ度：轻型为宫颈已脱出阴道口，但宫体仍在阴道内；重型为宫颈或部分宫体已脱出阴道口。Ⅲ度：子宫颈和子宫体全部脱出至阴道口外。

4.临床表现　Ⅰ度病人多无自觉症状，Ⅱ、Ⅲ度病人主要表现为下坠感及腰骶部酸痛，阴道肿物脱出，排尿及排便异常。如继发泌尿道感染，可出现尿频、尿急、尿痛等；如合并直肠膨出，可有便秘、排便困难。

5.护理要点　做好病人心理护理；指导病人加强营养，教会病人做盆底肌肉、肛门肌肉的运动锻炼，促进盆底功能恢复；教会病人正确使用子宫托的方法；做好术前准备、术后护理和出院指导。

（四）生殖道瘘

1.定义　指生殖道某部分与泌尿道或肠道之间有异常通道，前者称为尿瘘，后者称为粪瘘，两者可同时存在，称为混合性瘘。

2.临床表现　尿瘘表现为漏尿（为主要的临床表现）、外阴皮炎或浅表溃疡、尿路感染等。粪瘘主要表现为阴道内排出粪便。瘘孔大者，成形粪便可经阴道排出，稀便时呈持续外流。瘘孔小者，阴道内可无粪便污染，但肠内气体可自瘘孔经阴道排出，稀便时则从阴道流出。两者都会使病人产生自卑、意志消沉、孤僻、害怕被发现等心理。

3.护理要点　做好病人的心理护理尤为重要。

（五）压力性尿失禁

1.定义　指腹压突然增高时导致尿液不自主流出。

2.临床表现　最典型的症状为腹压增加下的不自主溢尿。此外，还有尿急、尿频、急迫性尿失禁和排尿后膀胱区胀满感等症状。如果合并有相关的妇科或泌尿系统病变时，可能会出现尿痛和血尿。

3.护理要点　做好病人的心理护理、皮肤护理。指导病人进行盆底肌锻炼。对手术病人做好术前、术后护理。

【复习题】

A1 型题

1.外阴、阴道创伤的常见病因，应**除外**的是

    A.手术助产操作不当　　　　　　　　B.急产

    C.产妇会阴体过长　　　　　　　　　D.宫颈癌、阴道癌晚期侵蚀

    E.外伤

2.外阴、阴道创伤保守治疗病人的护理措施中**错误**的是

    A.嘱病人取患侧卧位，避免血肿受压

    B.保持外阴部清洁、干燥

    C.每天外阴冲洗3次，大便后及时清洁外阴伤口

    D.外阴、阴道创伤24h内冷敷

    E.外阴、阴道创伤24h后可热敷

3. 关于阴道前壁膨出的病因，**错误**的是
    A. 分娩　　　　　　　　　　　　　B. 产后过早参加体力劳动
    C. 未产妇不会发生阴道前壁膨出　　D. 盆底肌肉先天发育不良
    E. 绝经

4. 阴道后壁膨出的主要原因是
    A. 慢性便秘　　　　　　　　　　　B. 阴道分娩损伤
    C. 绝经　　　　　　　　　　　　　D. 盆底肌肉先天发育不良
    E. 产后过早参加体力劳动

5. 子宫脱垂Ⅲ度是指
    A. 宫颈外口距处女膜缘<4cm，未达处女膜缘
    B. 宫颈已达处女膜缘，阴道口可见子宫颈
    C. 宫颈脱出阴道口，宫体仍在阴道内
    D. 部分宫体脱出阴道口
    E. 宫颈及宫体全部脱出阴道口

6. 子宫脱垂手术病人术前开始进行阴道准备的时间是
    A. 1d　　　　　　　　　　　　　　B. 2d
    C. 3d　　　　　　　　　　　　　　D. 4d
    E. 5d

7. 关于子宫脱垂病人的出院指导，描述**错误**的是
    A. 术后休息3个月　　　　　　　　B. 3个月内应避免体力劳动
    C. 禁止盆浴及性生活　　　　　　　D. 术后2个月到医院复查伤口愈合情况
    E. 术后3个月后再复查，医生确认完全恢复后方可有性生活

8. 尿瘘的主要临床表现是
    A. 漏尿　　　　　　　　　　　　　B. 尿血
    C. 闭经　　　　　　　　　　　　　D. 尿路感染
    E. 外阴皮炎

9. 关于尿瘘的常见病因，**错误**的是
    A. 泌尿生殖系统细菌感染　　　　　B. 产科手术损伤
    C. 产伤　　　　　　　　　　　　　D. 宫颈癌、阴道癌晚期侵蚀
    E. 外伤、放射治疗等损伤

10. 用于鉴别尿瘘类型及协助判断瘘孔位置和大小的辅助诊断检查是
    A. 妇科检查　　　　　　　　　　　B. 亚甲蓝试验
    C. 膀胱镜检查　　　　　　　　　　D. 排泄性尿道造影
    E. B超

11. 下列关于粪瘘病人术前肠道准备的描述，**错误**的是
    A. 术前3d严格肠道准备　　　　　　B. 少渣饮食1d
    C. 术前流质饮食1d　　　　　　　　D. 同时口服肠道抗生素以抑制肠道菌群
    E. 手术前晚及手术当日晨行清洁灌肠

12. 预防子宫脱垂的措施中**错误**的是
   A. 积极开展计划生育
   B. 提高接生技术
   C. 产褥期增加腹压活动
   D. 增加营养,增强体质
   E. 执行妇女劳保条例

13. 子宫脱垂病人手术后应采取的体位
   A. 头高脚低位
   B. 平卧位
   C. 半卧位
   D. 侧卧位
   E. 自由体位

A2 型题

14. 李女士,49 岁,G_3P_1,主诉腰骶部酸痛,有下坠感,妇科检查:病人平卧向下屏气用力,发现宫颈外口在处女膜缘,可回纳,诊断其子宫脱垂为
   A. Ⅰ度轻型
   B. Ⅰ度重型
   C. Ⅱ度轻型
   D. Ⅱ度重型
   E. Ⅲ度

15. 张女士,25 岁产妇,G_1P_1,护士在指导预防其子宫脱垂的措施中**错误**的是
   A. 执行妇女劳动保护条例
   B. 加强营养,增强体质
   C. 产褥期增加腹压活动
   D. 提高接生技术
   E. 积极开展计划生育

16. 赵女士,27 岁,G_2P_1,由于滞产压迫至尿瘘,漏尿开始出现的时间多在
   A. 分娩后立即出现
   B. 产后 3~7d
   C. 产后 10~14d
   D. 产后 1 个月
   E. 产后 2 个月

17. 万女士,72 岁,子宫脱垂Ⅱ度合并阴道前后壁膨出,行阴道子宫全切术加阴道前后壁修补术,术后护理措施正确的是
   A. 术前 3d 可盆浴
   B. 术后少渣半流饮食 7d
   C. 留置尿管 10~14d
   D. 卧床休息 2~3d
   E. 术后每日测生命体征 2 次直至正常

18. 王女士,56 岁,G_4P_4,主诉阴道内有肿物脱出,休息后可回纳,妇科检查:嘱病人排空膀胱后平卧位向下屏气用力,可见宫颈脱出阴道口,可回纳,宫体仍在阴道内,诊断其子宫脱垂为
   A. Ⅰ度轻型
   B. Ⅰ度重型
   C. Ⅱ度轻型
   D. Ⅱ度重型
   E. Ⅲ度

A3 型题

(19~20 题共用题干)

李女士,65 岁,G_6P_4,慢性咳嗽多年,阴道口脱出肿物 2 年余,近半年来经休息不能回纳,阴道分泌物增多。妇科检查:会阴Ⅱ度撕裂伤,阴道前壁有球形膨出,宫颈及部分子宫体脱出阴道外,子宫颈表面可见溃疡,两侧附件未触及。

19. 该病人可能的医疗诊断是

　　A. 子宫脱垂Ⅱ度，Ⅲ度膀胱膨出伴尿道膨出

　　B. 阴道前壁膨出伴张力性尿失禁

　　C. 子宫脱垂Ⅱ度重型伴阴道前壁膨出

　　D. 子宫颈延长伴阴道前壁膨出

　　E. 子宫脱垂Ⅲ度伴阴道前后壁膨出

20. 该病人**不可能**出现的临床症状是

　　A. 有"肿物"自阴道脱出　　　　　　　B. 下坠感和腰骶酸痛

　　C. 久站或劳累后症状加重　　　　　　D. 阴道分泌物增多

　　E. 月经量增多

（王钰姗）

第十五章 | 女性生殖器官发育异常病人的护理

【重点、难点提示】

(一) 常见女性生殖器官发育异常的类型

1. **处女膜闭锁** 又称无孔处女膜,因泌尿生殖窦上皮未能贯穿前庭部所致,临床较常见。青春期月经初潮前可无任何症状,较难发现。偶有幼女因大量黏液积聚在阴道内,致处女膜膨出而发现。多数病人在月经初潮后经血无法排出积在阴道内,多次月经来潮后,经血积聚,造成子宫、输卵管积血,甚至腹腔积血。确诊后可手术治疗。

2. **先天性无阴道** 就诊原因常为原发性闭经或婚后性生活障碍。检查时可见外阴和第二性征发育正常,但未见阴道口或仅见一浅凹陷,部分病人未见泌尿生殖窦内陷形成的约 2cm 短浅阴道盲端。直肠 - 腹部诊和盆腔 B 超均未能发现子宫。有短浅阴道者可用机械扩张法,不适宜机械扩张或无效者可行阴道成形术。

3. **双子宫** 常有两个阴道、宫颈,左右侧子宫各有单一的输卵管和卵巢。病人多无自觉症状。

4. **子宫未发育或发育不良** 卵巢发育正常。先天性无子宫或实体性始基子宫病人无明显症状,主要表现为青春期后无月经,可不予处理。幼稚子宫病人月经稀少或初潮延迟,常伴痛经。

5. **第二性征发育不全的性发育异常** 特纳(Turner)综合征及 46,XY 单纯性腺发育不全。前者为最常见的性发育异常,其核型为 45,XO、45,XO 的嵌合型、X 短臂和长臂缺失、47,XXX 等。主要表现为卵巢不发育并伴有体格发育异常,第二性征不发育并伴有子宫发育不良及原发性闭经。其主要治疗原则为促进身高发育、乳房及生殖器发育与预防骨质疏松。后者核型为 46,XY。主要表现为第二性征发育不全与原发性闭经。妇科检查可见发育不良的子宫、输卵管,性腺为条索状或发育不良的睾丸。此条索状性腺易发展为肿瘤,应尽早切除。外阴性别模糊者,可通过整形使之成为女性外阴。

6. **第二性征发育正常的性发育异常** 病人核型为 46,XX,第二性征发育、卵巢多正常,但内生殖器发育异常,如先天性无阴道等。

7. **女性男性化的性发育异常** 病人核型为 46,XX,因胚胎或胎儿期暴露于高雄激素下,故其外生殖器因暴露的剂量及时期的差异而出现不同程度男性化。雄激素过高的原因主要为先天性皮质增生症和其他来源的雄激素。

（二）女性生殖器官发育异常的护理要点

1. 心理护理　病人自卑敏感，既怕病情泄露，又担心婚后性生活障碍。应以热情的态度和亲切的语言，在合适的时间多与病人及家人交流沟通，让他们了解疾病的发生发展、目前该种疾病治疗的成功率，让病人参与治疗方案的制订等。

2. 手术护理　术前应协助病人及家人根据检查结果正确选择术后性别；术前应按手术需要做好皮肤、阴道模型、丁字带等的准备；术后遵医嘱给病人换药、观察伤口，嘱病人定期复诊。

3. 健康指导　指导病人术后 1 个月复诊。嘱病人及家属注意下次月经周期的时间，月经流出是否通畅，若有下腹胀痛或肛门坠胀感及时就诊。鼓励病人坚持使用阴道模型，教会病人更换消毒阴道模型的时间及方法。待阴道伤口完全愈合后可以有性生活。

【复习题】

A1 型题

1. 下列处女膜闭锁的说法**错误**的是
    A. 又称为无孔处女膜
    B. 青春期月经初潮前较难发现
    C. 月经初潮后经血无法排出可导致子宫积血
    D. 临床上较常见
    E. 常导致腹腔积血

2. 下列何种畸形常导致不孕
    A. 双子宫　　　　　　　　　　　B. 始基子宫
    C. 双角子宫　　　　　　　　　　D. 弓形子宫
    E. 纵隔子宫

3. 下列**不是**子宫发育异常表现的是
    A. 双子宫　　　　　　　　　　　B. 单角子宫
    C. 子宫肌瘤　　　　　　　　　　D. 弓形子宫
    E. 残角子宫

4. 下列**不是**阴道发育异常表现的是
    A. 先天性无阴道　　　　　　　　B. 阴道横隔
    C. 阴道纵隔　　　　　　　　　　D. 处女膜闭锁
    E. 阴道闭锁

A2 型题

5. 12 岁少女，近 5 个月来进行性的周期性腹痛，跑步时加重。发作 1d 伴发现外阴部不适坠胀。检查发现第二性征初步发育，外阴幼稚型，处女膜处见拳头大的包块，中间显紫蓝色。最可能的诊断是
    A. 先天性无子宫　　　　　　　　B. 先天性无阴道
    C. 先天性阴道闭锁　　　　　　　D. 先天性处女膜闭锁
    E. Turner 综合征

6. 18 岁少女，无月经来潮，近半年来常有腹痛，并伴肛门坠胀感。妇科检查：外阴发育正常，无阴道开口，处女膜向外膨隆，呈紫蓝色，下腹部压痛明显，在阴道上方似有一包

块。其最可能是

    A. 阴道横隔   B. 先天性无阴道

    C. 阴道闭锁   D. 处女膜闭锁

    E. 子宫发育不良

A3 型题

（7~8 题共用题干）

29 岁妇女，结婚 5 年，有 3 次晚期流产史。3 次妊娠分别均于孕四个半月左右出现胎膜早破，分娩发动而流产。胎儿发育正常，出生时短暂存活。双方的染色体正常，女方月经周期规则，排卵良好，男性精液检查正常。

7. 此病人下一步的辅助检查方法应是

    A. 宫颈碘试验及阴道镜检查   B. 腹腔镜检查

    C. 子宫内膜活组织检查   D. 子宫输卵管造影

    E. 胎儿镜检查

8. 此病人最**不可能**的诊断应是

    A. 单角子宫   B. 始基子宫

    C. 双角子宫   D. 双子宫

    E. 残角子宫

（9~12 题共用题干）

20 岁未婚女性，原发性闭经。第二性征乳房发育但乳头小。阴毛和腋毛缺如。黄体酮注射后无撤药性出血。检查外阴女性，但阴道短浅呈盲端。双侧腹股沟扪及 12mm×14mm×12mm 大小的实质性质地中等的包块。

9. 此病人下一步的首选检查项目应是

    A. 盆腔超声检查   B. 垂体 MRI 扫描

    C. 子宫输卵管造影   D. 染色体核型分析

    E. 腹腔镜检查

10. 为明确诊断，下一步的诊断方法应是

    A. 糖耐量试验   B. 尿 LH 测定

    C. 性激素测定   D. 垂体兴奋试验

    E. 地塞米松抑制试验

11. 性激素检查后，最可能的检查结果是

    A. 雌激素如正常男性   B. 雌激素如正常女性

    C. 雄激素如正常男性   D. 雄激素如正常女性

    E. 雌激素和雄激素均如正常女性

12. 双侧腹股沟包块首先考虑是

    A. 双侧卵巢   B. 双侧淋巴结

    C. 双侧睾丸   D. 双侧转移性肿瘤

    E. 双侧肾上腺

（王钰姗）

第十六章 | 不孕症妇女的护理

【重点、难点提示】

本章主要是介绍不孕症和辅助生育技术。其中不孕症的定义、分类、女性不孕的常见原因和常用辅助检查方法是本章的重点，对不孕症妇女进行护理评估、协助医生进行诊断以及辅助生育技术的选择、实施和护理属于难点。

（一）不孕症

1. 概念 凡婚后有正常性生活未避孕，同居12个月而未曾妊娠者，称不孕症。

2. 分类 未避孕且从未妊娠者称为原发不孕；既往曾有过妊娠史，而后未避孕连续12个月未孕称为继发不孕。夫妇一方有先天或后天解剖生理方面的缺陷，无法纠正而不能妊娠者为绝对不孕；夫妇一方因某种因素阻碍受孕，导致暂时不孕，一旦得到纠正仍能受孕者为相对不孕。

3. 病因 阻碍受孕的因素包括女方因素、男方因素、男女双方因素和不明原因。女性不孕的主要原因包括盆腔因素、排卵障碍、免疫因素等。其中盆腔因素是我国女性不孕症最主要的病因。导致男性不育的因素主要包括精液异常、男性性功能障碍和免疫因素

4. 辅助检查

（1）男方检查除全身检查外，还应检查外生殖器有无畸形或病变。实验室检查重点是精液常规检查。

（2）女方除进行全面的体格检查、盆腔检查外，还需进行以下检查：①卵巢功能检查；②输卵管通畅检查；③宫腔镜检查；④腹腔镜检查；⑤性交后精子穿透力试验；⑥免疫检查等。

5. 治疗原则 一般治疗、对因治疗和助孕治疗。

6. 常见护理诊断/问题 焦虑、自尊紊乱和知识缺乏。

7. 护理要点 提供心理支持，协助诊断和治疗，健康指导。

（二）辅助生殖技术及护理

1. 辅助生殖技术 是指在体外对配子和胚胎采用显微操作技术，帮助不孕夫妇受孕的一组方法，包括人工授精、体外受精-胚胎移植、配子移植技术以及在这些技术基础上衍生出的各种技术。

2. 人工授精 是将精子通过非性交方式放入女性生殖道内，使其受孕的一种技术。

包括使用丈夫精液的人工授精（AIH）和用供精者精液的人工授精（AID）两种。

3.体外受精-胚胎移植（IVF-ET）　是指从女性体内取出卵子,在体外培养并与精子受精,将发育到一定时期的胚泡移植到女性的宫腔内,使其着床发育成胎儿的过程。由于这一过程的最早期是在体外试管内进行,所以常称为试管婴儿。体外受精-胚胎移植技术是现代助孕技术中最常用的基本技术,为其他助孕技术的进一步开展奠定了基础。

4.IVF-ET 的衍生技术

（1）配子移植技术:将精卵于配子期植入女性体内的技术,称为配子移植技术。根据配子移植途径和部位的不同,配子移植技术可分为配子输卵管移植和配子宫腔内移植。

（2）单精子胞质内显微镜注射技术（ICSI）:是在显微操作系统的帮助下,在体外直接将单个精子注入卵母细胞质内使其受精。这是由 IVF-ET 衍生的所谓第二代试管婴儿技术。

5.辅助生育的实验室技术

（1）胚胎冷冻保存-移植技术（FET）:是在体外受精-胚胎移植过程中冷冻和保存胚胎,待以后解冻后再移植回子宫,从而提高一次取卵后的累计妊娠率的一种技术。

（2）胚胎植入前遗传学诊断（PGD）:是从卵母细胞或受精卵取出极体或植入前阶段的胚胎,取 1~2 个卵裂球或多个滋养细胞进行特定的遗传学性状的检测,然后选择合适的胚胎进行移植的技术。

6.辅助生育技术对母儿及其远期影响　①卵巢过度刺激综合征（OHSS）;②多胎妊娠;③异位妊娠;④胎儿或新生儿畸形。

7.辅助生育技术的护理　①治疗前的准备:开具准生证明;解答疑问;身心准备。②用药过程的护理。③实施取卵和移植术时的监护及术后护理。④健康指导。⑤心理护理。

【复习题】

A1 型题

1.下列属于治疗不孕症的关键项目是

A.男方体健,不必检查,只需女方诊治

B.男方只做一次精液常规,正常者只需检查女方

C.女方只需监测有无排卵并治疗

D.女方只需了解输卵管是否通畅,并对因治疗

E.男、女双方同时全面检查,对因治疗

2.对于不孕症妇女,了解有无排卵最简单的方法是

A.诊断性刮宫　　　　　　　　　B.阴道侧壁涂片

C.子宫颈黏液检查　　　　　　　D.激素水平测定

E.基础体温测定

3.表示卵巢有排卵功能的检查结果为

A.基础体温呈单相型　　　　　　B.阴道脱落细胞反映为轻度雌激素影响

C.宫颈黏液有羊齿状结晶　　　　D.子宫内膜呈增殖期变化

E. 子宫内膜呈分泌期变化

4. 引起女性不孕症的最常见病因是

A. 子宫黏膜下肌瘤   B. 输卵管因素

C. 阴道炎   D. 宫颈管狭窄

E. 子宫内膜异位症

5. 原发性不孕的定义正确的是

A. 夫妇婚后未避孕,性生活正常,同居1年而未妊娠者

B. 夫妇婚后未避孕,性生活正常,第一次生育后同居1年而未妊娠者

C. 夫妇婚后未避孕,性生活正常,同居2年而未妊娠者

D. 夫妇婚后未避孕,性生活正常,第一次生育后同居2年而未妊娠者

E. 夫妇婚后同居1年而未妊娠,一方确有无法纠正的解剖生理缺陷者

6. 下列哪项**不是**造成不孕的原因

A. 子宫发育不良   B. 子宫肌瘤

C. 子宫内膜异位症   D. 子宫颈内口松弛

E. 子宫内膜结核

7. 关于女性不孕的因素,下列哪一项**不正确**

A. 输卵管发育不全   B. 子宫内膜分泌反应不良

C. 子宫颈息肉   D. 甲状腺功能亢进

E. 葡萄胎吸刮术后

8. 不孕症病人行性交后精子穿透力试验的时间是

A. 月经干净后10d   B. 月经干净后3~7d

C. 月经来潮   D. 预测的排卵期内

E. 预测的排卵期后

A2型题

9. 黄女士,33岁,结婚3年,性生活正常,2年前有一次人工流产史,近1年来未避孕亦未怀孕。丈夫精液检查正常。女方基础体温双相型,B超监测在周期第12天卵巢上有18mm×19mm的优势卵泡。妇科检查子宫附件均未发现异常,下一步的检查应该是

A. 子宫输卵管碘油造影   B. 性交后试验

C. 腹腔镜检查   D. CT或MRI的盆腔扫描

E. 抗精子抗体检查

10. 王女士,30岁,婚后5年未孕,幼时患过结核性胸膜炎,已治愈。月经周期规律,妇科检查除子宫稍小外,余无特殊,经前诊断性刮宫为分泌期宫内膜,未见结核,B超下输卵管通液检查通畅,男方精液检查正常。进一步检查首先考虑

A. 腹腔镜检查   B. 宫腔镜检查

C. 内分泌检查   D. 性交后精子穿透力试验

E. X线腹部平片

11. 廖女士,28岁,月经周期28~30d,经期4~5d,量中,无痛经。妇科检查正常。丈夫30岁,有腮腺炎病史。首先要做的检查是

A. 诊断性刮宫   B. 输卵管通液

C. 血清激素水平   D. 男方精液检查

E. 性交试验

12. 赵女士,36 岁,继发性不孕 5 年,8 年前有结核性盆腔炎病史,已治愈。子宫输卵管碘油造影提示双侧输卵管阻塞,月经正常,丈夫精液常规检查正常。治疗的方法应选择

A. 夫精宫腔内人工授精   B. 体外受精和胚胎移植

C. 卵胞质内单精子注射   D. 胚胎植入前遗传学诊断

E. 供精人工授精

A3 型题

(13~14 题共用题干)

王女士,29 岁,结婚 5 年,性生活正常,未避孕亦未妊娠。精液常规、排卵监测、输卵管造影等均未发现异常。血清抗精子抗体曾有"阳性",后转"阴性"。

13. 王女士下一步的辅助检查手段应是

A. 宫颈碘试验及阴道镜检查   B. 腹腔镜检查

C. 宫腔镜检查   D. 宫颈刮片细胞学检查

E. 子宫内膜活组织检查

14. 若上述检查未发现异常,应该是

A. 继发性不明原因不孕症   B. 原发性免疫性不孕症

C. 原发性不明原因不孕症   D. 继发性免疫性不孕症

E. 不能作出诊断

(15~16 题共用题干)

李女士,33 岁,婚后 4 年未孕。15 岁初潮,月经周期 1~3 个月,经期 8~10d,量中等,经期无不适。男方检查精液常规正常。女方阴道通畅,子宫后位,正常大小,活动,附件未见异常。基础体温呈单相型。

15. 李女士不孕的最可能原因是

A. 子宫后位   B. 慢性宫颈炎

C. 无排卵   D. 黄体萎缩不全

E. 黄体功能不足

16. 一实习生向李女士解释诊断性检查可能引起的不适,下列说法**错误**的是

A. 子宫输卵管碘油造影可能引起持续 1~2d 的腹部痉挛

B. 子宫输卵管碘油造影引起的腹部痉挛会留下后遗症

C. 腹腔镜检查手术可能引起一侧或双侧的肩部疼痛

D. 子宫内膜活检术可能引起下腹部痉挛感

E. 子宫内膜活检术可能引起阴道流血

(17~20 题共用题干)

刘女士,30 岁,结婚 7 年,性生活正常,青春期开始月经不调。近两年月经周期 35~45d,经量少。基础体温为单相型。未避孕亦未妊娠。精液常规和输卵管造影等均未

发现异常。B超发现子宫底浆膜层直径1.5cm肌瘤。两年内体重增加10kg。

17. 刘女士不孕最可能的原因是

    A. 子宫内膜异位症   B. 子宫肌瘤

    C. 免疫性不孕   D. 排卵障碍

    E. 不明原因不孕

18. 为确定诊断，下一步的诊断方法应是

    A. 宫腔镜检查   B. 性交后试验

    C. 阴道镜检查   D. 子宫内膜活组织检查

    E. 阴道B超监测卵泡

19. 若B超提示双侧卵巢未见优势卵泡，各见多枚小窦卵泡。采取的主要治疗方法是

    A. 输卵管造口术   B. 卵巢楔形切除术

    C. 药物诱导排卵   D. 子宫内膜活检术

    E. 子宫肌瘤切除术

20. 本例首选的药物是

    A. 氯米芬   B. 雌激素

    C. 黄体酮   D. 维生素E

    E. 甲状腺素

（张佳媛）

第十七章 | 性与性功能障碍

【重点、难点提示】

性反应（sexual response）是指人类在性成熟后，当受性刺激后身体出现的一系列变化，主要是神经、血管、肌肉和激素的反应。对于女性而言，突出表现为阴道周围的血管反射性扩张和充血、生殖器的膨胀和湿润。女性性反应周期分为性欲期、性兴奋期、性持续期、性高潮期和性消退期。一般男性在性消退期后存在不应期，而女性可在高潮过后的数秒钟再次接受性刺激而获得高潮。

成年女性在生殖系统健全的情况下，性反应周期的一个或几个阶段发生障碍，或出现与性交相关的疼痛，而不能参与或达到其所预期的性关系，造成心理痛苦，称为性功能障碍（female sexual dysfunction）。女性性功能障碍的表现有：性欲障碍、性唤起障碍、性高潮障碍、性交疼痛障碍等。

【复习题】

A1 型题

1. 下列哪项**不属于**性反应周期

　　A. 性欲期　　　　　　　　　　B. 性兴奋期

　　C. 性持续期　　　　　　　　　D. 性高潮期

　　E. 性不应期

2. 下列关于女性性功能障碍原因的叙述中，哪项**不属于**功能性障碍的主要原因

　　A. 轻度或重度抑郁症　　　　　B. 长时间口服避孕药

　　C. 性知识、性技巧的缺乏　　　D. 处女膜过度肥厚

　　E. 有较强的自卑感

3. 下列哪项**不属于**女性性功能障碍的表现

　　A. 性唤起障碍　　　　　　　　B. 性欲障碍

　　C. 性器官发育不良　　　　　　D. 性高潮障碍

　　E. 性交疼痛障碍

4. 引起阴道痉挛的主要原因是

　　A. 居室不安静　　　　　　　　B. 甲状腺亢进

　　C. 阴道炎　　　　　　　　　　D. 心理原因

E. 性交过少

5. 下列关于女性性生理卫生的叙述，哪项**不正确**
    A. 不酗酒、不吸烟、远离毒品
    B. 男性包皮过长不需要手术治疗
    C. 每次性生活前要清洗生殖器
    D. 杜绝不洁性交、性滥交
    E. 注意月经期、妊娠期、产褥期和绝经期的性生活卫生

6. 下列各选项中，属于女性性交障碍的是
    A. 性厌恶
    B. 无性高潮
    C. 阴道痉挛
    D. 性欲抑制
    E. 性欲亢进

A2 型题

7. 张女士，31 岁，25 岁结婚。主诉婚后性生活时阴道干涩、轻度疼痛且无性感觉，但用自慰工具可出现性高潮。既往体健，平时用妈富隆避孕。妇科检查发现生殖器官无异常，刺激乳头、阴蒂、外阴均无明显反应。对张女士的诊断是
    A. 性唤起障碍
    B. 性欲障碍
    C. 性高潮障碍
    D. 性交疼痛障碍
    E. 阴道痉挛

A3 型题

（8~10 题共用题干）

王女士，36 岁，婚后与丈夫分居两地，虽性生活次数较少，但有时可达到性高潮。8 年前听说丈夫有外遇且患过淋病，自此与丈夫感情冷淡、失眠，对性生活毫无兴趣。6 年前两人调到一地工作，性生活次数虽有增多，但并非自觉要求，多是迫不得已应付丈夫，也未达到过性高潮，最近夫妻感情有些恢复，故希望得到治疗。王女士既往月经略多，现有一双子女，无器质性病变，但经常服艾司唑仑。妇科检查生殖器官无明显异常，女性激素也在正常范围内。

8. 王女士的疾病诊断是
    A. 性交障碍
    B. 性高潮障碍
    C. 性欲抑制
    D. 性厌恶
    E. 性唤起障碍

9. 导致疾病的原因是
    A. 性创伤经历
    B. 性器官发育不良
    C. 垂体腺瘤
    D. 卵巢功能不足
    E. 心理因素

10. 王女士最佳的治疗方法是
    A. 阴道扩张
    B. 性感训练
    C. 雌激素替代治疗
    D. 加大艾司唑仑的用量
    E. 应用阴道润滑剂

（张佳媛）

第十八章 | 生育调节及相关措施的应用护理

【重点、难点提示】

计划生育是通过科学的方法实施生育调节,调控人口数量,加强母婴保健,提高人口素质,使人口增长与经济、资源、环境和社会发展计划相适应。计划生育是我国的一项基本国策,是妇女生殖健康的重要内容。做好育龄夫妇避孕和节育方法知情选择,落实优生优育,避免先天性缺陷,是计划生育优质服务的主要内容。

1. 避孕方法 常用的女性避孕方法有工具避孕、药物避孕及外用避孕法。男性避孕工具为阴茎套,又称避孕套,作为屏障阻止精子进入阴道而达到避孕目的,不仅可用以避孕,还可防止性疾病的传播。女用避孕工具主要是放置宫内节育器,为我国育龄妇女所接受并广泛使用。凡育龄期妇女自愿选择放置宫内节育器避孕而无禁忌证者均可放置。宫内节育器的避孕原理主要是局部组织对异物的组织反应而影响受精卵着床。药物避孕是应用甾体激素达到避孕效果,具有经济、方便、安全、有效的特点,可抑制排卵、改变宫颈黏液性状、不利于精子穿透、改变子宫内膜的形态与功能、改变输卵管功能等而起到避孕效果,但有一定的副作用。紧急避孕或称房事后避孕,是指在无防护性生活后或避孕失败后几小时或几日内,妇女为防止非意愿性妊娠的发生而采用的补救避孕法,不能作为常规避孕方法。安全期避孕又称自然避孕,是根据妇女的自然生理规律,不用任何避孕药物或器具,选择在月经周期中的易受孕期进行禁欲而达到避孕目的,失败率较高,不宜推广。

2. 女性绝育方法 是用手术或药物的方法,使女性达到永久性不生育的目的。常用经腹输卵管结扎术和经腹腔镜输卵管绝育术。

3. 避孕失败的补救措施 早期妊娠终止的方法有药物流产和手术流产。药物流产是用米非司酮配伍米索前列醇达到终止早孕的目的,适用于妊娠 7 周以内的宫内妊娠者。手术流产有负压吸引术和钳刮术。负压吸引术适用于妊娠 10 周以内者,钳刮术适用于妊娠 10~14 周者。中期妊娠终止方法有依沙吖啶(利凡诺)引产和水囊引产,适用于妊娠 ≥14 周至<28 周者。

4. 避孕节育措施的选择 新婚期应选择使用方便、不影响生育的避孕方法,如复方短效口服避孕药、阴茎套;哺乳期应选择不影响乳汁质量及婴儿健康的避孕方法,如阴茎套、单孕激素制剂长效避孕针或皮下埋植剂、宫内节育器等;生育后期选择长效、安全、可靠的避孕方法,减少非意愿妊娠进行手术带来的痛苦及并发症。可根据个人身体状况选择避孕方法,如宫内节育器、皮下埋植剂、复方口服避孕药、避孕针、阴茎套等。已生育两个孩子或以上的妇女,可采用绝育术;绝经过渡期仍有排卵可能,应坚持避孕,可选用阴茎套、避孕栓、凝胶剂避孕,原来使用宫内节育器无不良反应者可继续使用,至绝经后半年内取出。

【复习题】

A1 型题

1. 下列常用的男用避孕方法是
    A. 安全期避孕   B. 阴道隔膜
    C. 避孕套   D. 避孕药膜
    E. 口服避孕药

2. 下列**不是**药物避孕的不良反应的是
    A. 类早孕反应   B. 痛经
    C. 闭经   D. 色素沉着
    E. 服药期出血

3. 宫内节育器放置时间是在月经干净后
    A. 立即   B. 2~3d
    C. 3~7d   D. 10~15d
    E. 20~30d

4. 关于口服避孕药,说法**错误**的是
    A. 药物避孕可抑制排卵   B. 适用于糖尿病病人
    C. 可导致闭经或月经减少   D. 漏服时要及时补服
    E. 类早孕反应在服用数日后可能减轻或消失

5. 关于避孕的方法,下列失败率最高的是
    A. 放置 IUD   B. 口服避孕药
    C. 阴道隔膜   D. 避孕套
    E. 安全期避孕

6. 下列**不宜**作为节育常规措施的是
    A. 放置 IUD   B. 输卵管结扎
    C. 口服避孕药   D. 人工流产
    E. 皮下埋植避孕药物

7. 下列关于各时期女性避孕节育措施选择**不适合**的是
    A. 新婚夫妇可选择宫内节育器避孕   B. 生育后夫妇可选择放置 IUD 避孕
    C. 哺乳期妇女不适宜选择药物避孕   D. 哺乳期妇女可选用避孕套避孕
    E. 绝经过渡期妇女不可采用自然避孕法

8. 下列情况可选择药物避孕的是
    A. 急、慢性肝炎   B. 血栓性疾病
    C. 精神病病人   D. 健康育龄妇女

E. 严重心血管疾病

9. 药物流产适用于
   A. 妊娠 7 周以内　　　　　　　　　B. 妊娠 6~10 周
   C. 妊娠 11~14 周　　　　　　　　　D. 妊娠 15~24 周
   E. 妊娠 15~28 周

10. 下列**不属于**激素避孕原理的是
    A. 抑制排卵　　　　　　　　　　　B. 抑制子宫内膜增生
    C. 改变输卵管的功能　　　　　　　D. 杀胚
    E. 改变宫颈黏液，不利精子穿透

11. 输卵管结扎术的结扎部位是输卵管的
    A. 间质部　　　　　　　　　　　　B. 峡部
    C. 壶腹部　　　　　　　　　　　　D. 伞部
    E. 漏斗部

12. 下列关于输卵管结扎术时间的选择**错误**的是
    A. 月经结束后 3~7d　　　　　　　 B. 人工流产或取环术后
    C. 分娩后 24h 内　　　　　　　　　D. 自然流产妇女月经复潮后
    E. 闭经妇女可立即手术

13. 下列情况下，可以行输卵管结扎术的是
    A. 各种疾病的急性期　　　　　　　B. 患有全身性疾病不易生育者
    C. 24h 内 2 次体温达到或超过 37.5℃者　D. 腹部皮肤有感染者
    E. 严重的神经症者

14. 吸宫术后为预防感染，禁止性生活的时间为
    A. 7 天　　　　　　　　　　　　　B. 2 周
    C. 20 天　　　　　　　　　　　　 D. 1 个月
    E. 3 个月

A2 型题

15. 刘女士，29 岁，因意外怀孕 9 周要求终止妊娠，医生适宜采用的方法是
    A. 水囊引产　　　　　　　　　　　B. 药物流产
    C. 钳刮术　　　　　　　　　　　　D. 负压吸引术
    E. 依沙吖啶引产

16. 张女士，24 岁，吸宫术终止妊娠后在观察室观察的时间是
    A. 15min　　　　　　　　　　　　 B. 20min
    C. 1~2h　　　　　　　　　　　　　D. 2~3h
    E. 3~4h

17. 赵女士，36 岁，有两个子女，现产后 5 个月，哺乳期，下列指导措施**错误**的是
    A. 可用避孕套避孕　　　　　　　　B. 可选择药物避孕
    C. 放置宫内节育器避孕　　　　　　D. 可行输卵管结扎
    E. 哺乳期闭经仍有可能妊娠

18. 孙女士,26 岁,停经 36d,尿妊娠试验(+),B 超结果显示宫内妊娠 6 周,欲行药物流产,下列说法**错误**的是

    A. 妊娠 49d 以内可行药物流产   B. 服药后会出现少量阴道流血

    C. 空腹温水服药效果好   D. 服药过程中会有类早孕反应

    E. 在家中自行服用药物即可完成流产过程

19. 李女士,40 岁,既往身体健康,育有 3 个子女,最适宜她选择的避孕节育措施是

    A. 宫内节育器   B. 激素避孕药

    C. 避孕套   D. 自然避孕法

    E. 输卵管结扎

20. 丁女士,23 岁,宫内妊娠 45d,现要求药物流产,最佳方案是

    A. 孕激素疗法   B. 雌激素疗法

    C. 米非司酮与米索前列醇配伍   D. 米索前列醇顿服

    E. 米非司酮口服

（韩 丽）

第十九章 | 妇女保健

【重点、难点提示】

职业妇女劳动保护的基本任务是：防止职业性有害因素对职业妇女健康的危害，尤其是对生殖健康的负面影响，保障职业妇女健康、高效地从事劳动工作，并孕育健康的后代。职业妇女的劳动保护措施有：

1. 改善劳动条件，加强预防措施。包括改革生产工艺；增加卫生防护措施；改善个人防护；重视生产环境监测；提供综合的卫生保健。

2. 加强女性特殊生理期劳动保健 女性在特殊的生理时期，月经期、孕期、产期、哺乳期及围绝经期，由于机体生理功能发生改变，对一些有害因素的敏感性增强，职业性损害相对加重。因此，除了一般的劳动保护措施外，按照法律规定，还需采取一些特殊的劳动保护措施。

（1）月经期：在女职工中积极宣传普及月经期卫生知识，如禁止性生活、勤换卫生巾、注意外阴清洁、避免盆浴、注意保暖和休息等。对患有重度痛经及月经过多的女职工，应给予 1~2d 休假。对患有月经异常的女职工，应建立观察记录，进行系统观察。分析其月经异常与接触职业性有害因素的关系，以便采取相应的预防措施。月经卡的建立有助于及时发现早孕及妇科的异常情况。

（2）孕前期与妊娠期：对已婚待育的女职工禁忌从事接触高浓度铅、汞、苯、镉的作业。对已确定妊娠者，禁忌从事以下工作：工作中接触具有胚胎毒性作用及致癌作用的化学物质、强烈的全身震动或放射线工作，接触有毒物质浓度超过国家卫生标准的作业。对怀孕满 7 个月后应适当减轻工作量，且不得安排夜班劳动。怀孕女职工在劳动时间内的产前检查时间算作劳动时间。

（3）产前产后期：根据 2016 年 1 月 1 日起实施的新版《中华人民共和国人口与计划生育法》，各省、市（直辖市）、自治区先后对产假的天数进行调整，延长 30~90d 不等。

（4）哺乳期：《女职工劳动保护特别规定》第九条规定："女职工哺乳（含人工喂养）未满 1 周岁的婴儿期间（以下称哺乳期间），用人单位不得延长其劳动时间或者安排其夜班劳动。用人单位应当在每日的劳动时间内为哺乳期间女职工安排不少于 1 小时的时间作为哺乳时间；生育多胞胎的，每多哺乳 1 个婴儿，每日增加 1 小时的哺乳时间。"

（5）流产后：《女职工劳动保护特别规定》第七条第 2 款规定："女职工怀孕未满 4 个月流产的，享受 15 天产假；怀孕满 4 个月流产的，享受 42 天产假。"

【复习题】

A1 型题

1. 妇女进行恶性肿瘤的普查时间为
   - A. 每 5 年一次
   - B. 每 3 年一次
   - C. 每 1 年一次
   - D. 每半年一次
   - E. 每 1~2 年一次

2. 关于围产期保健的说法,**错误**的是
   - A. 妊娠中期易发生流产,应注意预防
   - B. 降低孕产妇死亡率
   - C. 降低围产儿死亡率
   - D. 保障母婴安全
   - E. 支持和促进母乳喂养

3. 妇女保健的目的**不包括**
   - A. 保证母婴安全,降低孕产妇死亡率
   - B. 减少妇女的患病率、死亡率
   - C. 防治妇女常见病、多发病
   - D. 维护和促进妇女身心健康
   - E. 控制传染病的传播

4. 女职工劳动负荷,单人负重一般**不超过**
   - A. 15kg
   - B. 18kg
   - C. 20kg
   - D. 25kg
   - E. 30kg

5. 关于保护哺乳期妇女休假的叙述,**不正确**的是
   - A. 安排不少于 1h 的时间作为哺乳时间
   - B. 未满周岁婴儿的母亲不加班
   - C. 安排乳母享受 1 年哺乳假
   - D. 需要时可加夜班
   - E. 生育多胞胎的,每多哺乳 1 个婴儿,每日增加 1h 的哺乳时间

6. 下列哪项**违反**妇女劳动保护法
   - A. 工作需要时哺乳期可以延长劳动时间
   - B. 孕期在劳动时间行产前检查,可按劳动工时计算
   - C. 各单位对妇女应定期进行以防癌为主的妇女病普查普治
   - D. 孕期、产期、哺乳期不降低基本工资、解除劳动合同
   - E. 妊娠满 7 个月不上夜班

7. 下列**不属于**围生期保健内容的是
   - A. 孕前期保健
   - B. 妊娠期保健
   - C. 分娩期保健
   - D. 产褥期保健
   - E. 月经期保健

8. 产褥期妇女常见的心理问题是
   - A. 困惑烦躁
   - B. 担心恐惧
   - C. 焦虑和产后抑郁
   - D. 担心自己的女性形象受损

E. 嗜睡少动

9. 关于婚前医学检查的内容,下列说法正确的是

A. 进行遗传病知识的教育   B. 进行新婚避孕知识及生育技术指导

C. 检查是否怀孕   D. 进行有关性卫生的保健和教育

E. 对严重遗传疾病、指定传染病和有关精神病的检查

10. 青春期保健的一级预防**不包括**

A. 营养指导   B. 卫生指导

C. 性教育   D. 早期发现疾病

E. 体育锻炼

11. 关于围绝经期保健,哪项是**错误**的

A. 避孕至月经停止 12 个月以后 B. 合理安排生活

C. 预防月经失调   D. 定期体检

E. 预防生殖器官感染

A2 型题

12. 罗护士,24 岁,妊娠 29 周,护士长给她安排工作时,以下**错误**的是

A. 停止上夜班   B. 减少药物的直接接触

C. 传染病房责任护士   D. 不安排加班

E. 减轻工作量

13. 肖同学,13 岁,本月初潮,为其做青春期卫生指导**不包括**

A. 心理卫生指导   B. 生理卫生指导

C. 营养指导   D. 定期体检及妇科检查

E. 注意经期卫生

14. 黄女士,23 岁,结婚 1 年。目前夫妻双方处于备孕阶段,他们应该到医疗卫生保健机构接受的保健服务是

A. 婚前保健   B. 孕前保健

C. 产前保健   D. 产时保健

E. 产褥期保健

15. 曾女士,28 岁,结婚 1 年,一直服用长效避孕药避孕,现准备生育,在健康教育中哪项**不正确**

A. 其丈夫戒烟限酒   B. 加强营养

C. 适当锻炼   D. 停用避孕药后即可生育

E. 保持生活愉快

16. 彭女士,24 岁,3d 前顺产 1 健康男婴,出院后保健机构对其进行产褥期保健**错误**的是

A. 产后访视应在出院后 3d、产后 14d 和产后 28d 进行

B. 提供喂养、营养、心理、卫生及避孕方法等指导

C. 监测生命体征,检查子宫复旧、伤口愈合及乳房有无异常

D. 关注产后抑郁等心理问题

E. 督促产后42d进行母婴健康检查

17. 李某，27岁，G_1P_0，孕25周，今日来医院产检，护士对其进行妊娠中期保健，下列说法**错误**的是

  A. 讲解妊娠生理知识、预防贫血和流产的健康教育

  B. 妊娠并发症的筛查，如妊娠糖尿病、前置胎盘等

  C. 开展胎儿畸形筛查，如唐氏综合征等

  D. 进行胎儿生长发育的监测和评估，早期发现胎儿生长受限等异常

  E. 对胎儿进行性别鉴定，利于孕妇准备用物

18. 张女士，25岁，某灯泡厂退镀工，接触汞蒸气2年，近期出现头昏、乏力、失眠、手颤，多梦易醒，心悸，记忆力明显减退。现准备生育，以下准备是**错误**的

  A. 适当锻炼   B. 尽早受孕

  C. 加强营养   D. 调离工作岗位

  E. 住院检查

（刘　娟）

第二十章 | 妇科常用护理技术

【重点、难点提示】

妇科常用护理技术是妇产科护理岗位常用的专业性很强的操作技术，是学生应熟练掌握的内容。本章内容包括外阴冲洗／消毒、会阴擦洗、阴道冲洗／灌洗、会阴湿热敷、坐浴、宫颈／阴道上药6项操作。重点是掌握各项操作的适应证和护理要点，难点是通过实训练习，能熟练进行各项操作，要求态度端正，程序正确，动作规范，操作轻柔，操作过程中关心、体贴、爱护病人，保护病人隐私，体现优质护理服务。

【复习题】

A1 型题

1. 关于外阴冲洗，**错误**的操作是
   A. 协助病人取屈膝仰卧位，暴露会阴，注意保暖
   B. 调节好冲洗液温度
   C. 清洁顺序自上而下，由内向外；消毒顺序自上而下，由外向内
   D. 冲洗时用无菌纱布堵住阴道口，以免冲洗液进入阴道口
   E. 操作结束，整理好用物，洗手摘口罩，宣教注意事项

2. 外阴冲洗常用的药液是
   A. 50% 的硫酸镁或 90% 的乙醇　　　　B. 1∶5 000 的高锰酸钾
   C. 1% 的乳酸　　　　　　　　　　　　D. 0.02% 的碘伏溶液
   E. 0.05% 的碘伏溶液

3. 关于会阴擦洗，下列描述**不正确**的是
   A. 第一遍遵循自上而下，由外向内的原则
   B. 第二遍遵循以切口为中心，自上而下，由内向外的原则
   C. 会阴水肿者可用 50% 的硫酸镁或 95% 的乙醇湿热敷
   D. 留置导尿者注意将尿道口擦洗干净，必要时一个棉球可反复使用，直至干净
   E. 最后擦洗肛周及肛门

4. 下列**不是**阴道灌洗禁忌证的是
   A. 未婚妇女　　　　　　　　　　　　B. 宫颈癌病人无活动性出血者
   C. 妊娠期及产褥期　　　　　　　　　D. 阴道出血者

E. 人工流产后宫颈口未闭者

5. 关于坐浴, **不恰当**的说法是

    A. 水温以 38~42℃为宜

    B. 高锰酸钾为强氧化剂, 治疗浓度可消毒杀菌, 浓度过高会造成皮肤灼伤

    C. 月经期或不规则阴道流血、妊娠期及产后 7d 内禁忌坐浴

    D. 坐浴时间一般持续 20min

    E. 外阴阴道假丝酵母菌病可用 2%~4% 的碳酸氢钠溶液坐浴

6. 关于阴道上药的护理要点, 描述**错误**的是

    A. 告知病人带线大棉球尾线留在阴道口外, 24~48h 取出

    B. 腐蚀性药物只涂在宫颈病灶局部, 避免烧伤阴道壁及正常组织

    C. 未婚妇女禁用阴道窥器, 可用长棉签涂擦

    D. 用药期间禁止性生活

    E. 纳入法一般在临睡前或休息时上药, 以免起床活动时药物脱出

7. 关于阴道灌洗的护理要点, 描述**错误**的是

    A. 冲洗液温度以 41~43℃为宜

    B. 灌洗筒距床面不得超过 100cm, 以免冲洗液或污物进入宫腔

    C. 当冲洗液剩 100ml 时, 夹紧橡胶管拔除灌洗头及窥阴器, 再冲洗一遍外阴

    D. 月经期病人不宜做阴道灌洗

    E. 冲洗动作要轻柔, 冲洗头不可插入过深, 以免损伤阴道壁或宫颈组织

A3 型题

(8~9 题共用题干)

李女士, 40 岁, 外阴瘙痒伴烧灼感半月余, 阴道少量稀薄泡沫状白带, 诊断为滴虫阴道炎。护士遵医嘱给予坐浴。

8. 适宜的坐浴溶液是

    A. 0.02% 呋喃西林溶液   B. 2%~4% 碳酸氢钠

    C. 0.1%~0.5% 醋酸溶液   D. 0.1% 苯扎溴铵溶液

    E. 生理盐水

9. 下列关于坐浴的说法, **错误**的是

    A. 将臀部及全部外阴浸泡在药液中

    B. 操作前嘱病人排空膀胱

    C. 坐浴可减缓局部血液循环, 促进炎症局限

    D. 操作时注意观察病人反应, 避免出现不适

    E. 坐浴后对病人进行健康宣教, 积极预防感染

(10~11 题共用题干)

王女士, 28 岁, 分娩时因巨大胎儿, 行会阴侧切术, 术后外阴水肿明显, 遵医嘱行会阴湿热敷。

10. 会阴湿热敷的常用药物是

    A. 1:5 000 高锰酸钾   B. 2%~4% 碳酸氢钠

C. 0.2%~0.5% 碘伏溶液 　　　　　　　D. 0.1% 苯扎溴铵

E. 50% 硫酸镁或 95% 乙醇

11. 会阴湿热敷的目的**不包括**

A. 利用热和物理作用,促进局部血液循环

B. 增强白细胞的吞噬作用

C. 提高组织活力,有利于脓肿局限和吸收

D. 预防和减少泌尿道和生殖道逆行感染

E. 促进局部组织生长和修复,消炎、消肿、止痛

（莫洁玲）

附录　复习题参考答案

第一章

1. D	2. D	3. B	4. D	5. D	6. B	7. D	8. C
9. B	10. E	11. E	12. C	13. E	14. A	15. C	16. B
17. D	18. A	19. E	20. E	21. B	22. C	23. B	24. E

第二章

1. A	2. B	3. D	4. B	5. C	6. C	7. D	8. D
9. E	10. B	11. E	12. D	13. E	14. C	15. E	16. E
17. E	18. A	19. C	20. C				

第三章

1. D	2. A	3. C	4. D	5. E	6. C	7. E	8. E
9. D	10. C	11. B	12. C	13. A	14. C	15. C	16. E
17. A	18. A	19. C	20. B	21. E	22. E	23. B	24. B
25. A	26. B	27. E	28. D	29. C	30. B	31. B	32. B
33. E	34. D	35. D	36. A	37. B	38. C	39. C	40. B
41. B	42. D	43. B	44. A	45. C	46. D	47. C	48. D
49. B	50. B	51. C	52. C	53. E	54. C		

第四章

1. C	2. A	3. C	4. B	5. A	6. E	7. D	8. C
9. E	10. B	11. A	12. C	13. C	14. B		

第五章

1. A	2. B	3. D	4. E	5. C	6. D	7. B	8. A
9. E	10. C	11. C	12. D	13. B	14. E	15. C	

第六章

1. E	2. E	3. D	4. B	5. E	6. E	7. C	8. A
9. B	10. E	11. C					

第七章

1. A	2. A	3. A	4. C	5. E	6. E	7. D	8. D
9. D	10. C	11. A	12. C	13. A	14. B	15. C	16. D
17. D	18. C	19. C					

第八章

| 1. D | 2. B | 3. C | 4. D | 5. D | 6. D | 7. C | 8. B |
| 9. C | 10. D | 11. D | 12. B | 13. A | | | |

第九章

| 1. B | 2. B | 3. C | 4. E | 5. E | 6. B | 7. C | 8. E |
| 9. B | 10. E | 11. A | 12. D | 13. C | 14. D | 15. E | |

第十章

| 1. B | 2. B | 3. C | 4. B | 5. A | 6. A | 7. C | 8. E |
| 9. C | 10. B | 11. A | 12. C | 13. B | 14. D | 15. E | |

第十一章

1. D	2. A	3. E	4. B	5. A	6. C	7. C	8. A
9. C	10. B	11. B	12. D	13. A	14. D	15. D	16. E
17. C	18. E	19. B	20. B	21. C	22. B	23. D	24. E
25. D	26. C	27. A	28. C	29. D			

第十二章

1. E	2. C	3. D	4. B	5. E	6. D	7. A	8. D
9. C	10. B	11. C	12. B	13. C	14. A	15. D	16. A
17. A	18. D	19. B	20. E	21. D	22. E	23. C	24. B
25. A	26. D						

第十三章

| 1. E | 2. C | 3. B | 4. D | 5. E | 6. A | 7. C | 8. C |
| 9. E | 10. C | 11. E | 12. B | 13. A | 14. C | 15. D | 16. B |

第十四章

1. D	2. A	3. C	4. B	5. E	6. E	7. B	8. A
9. A	10. B	11. B	12. C	13. B	14. B	15. C	16. B
17. C	18. C	19. C	20. E				

第十五章

| 1. E | 2. B | 3. C | 4. D | 5. D | 6. D | 7. D | 8. B |
| 9. D | 10. C | 11. C | 12. C |

第十六章

1. E	2. E	3. E	4. B	5. A	6. D	7. E	8. D
9. A	10. A	11. D	12. B	13. B	14. C	15. C	16. B
17. D	18. E	19. C	20. A

第十七章

| 1. E | 2. D | 3. C | 4. D | 5. B | 6. C | 7. A | 8. C |
| 9. E | 10. B |

第十八章

1. C	2. B	3. C	4. B	5. E	6. D	7. A	8. D
9. A	10. D	11. B	12. E	13. B	14. D	15. D	16. C
17. B	18. E	19. E	20. C

第十九章

1. E	2. A	3. E	4. D	5. D	6. A	7. E	8. C
9. E	10. D	11. A	12. C	13. D	14. B	15. D	16. A
17. E	18. B

第二十章

| 1. C | 2. E | 3. D | 4. B | 5. A | 6. A | 7. B | 8. C |
| 9. C | 10. E | 11. D |